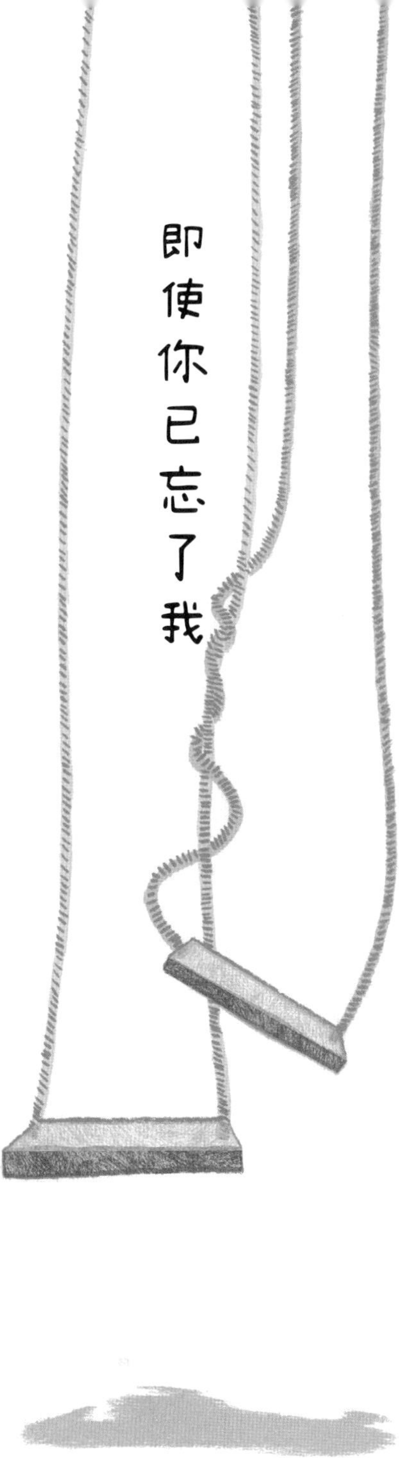
即使你已忘了我

目錄

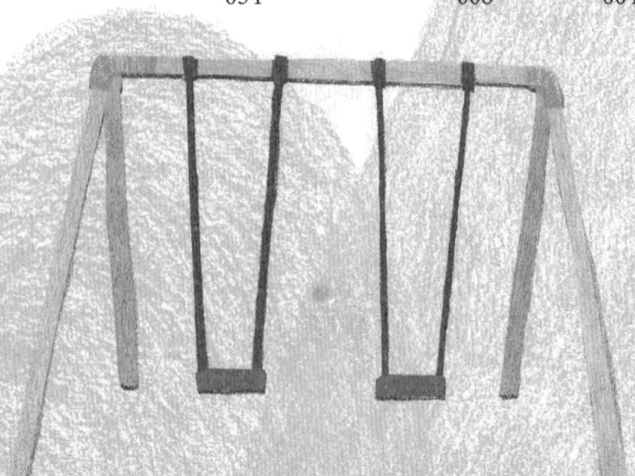

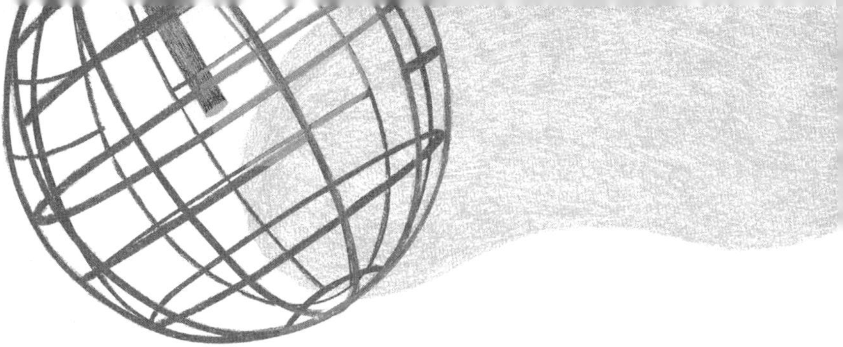

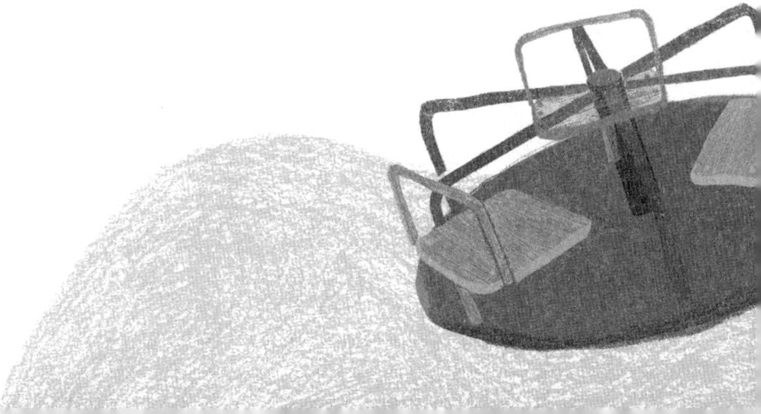

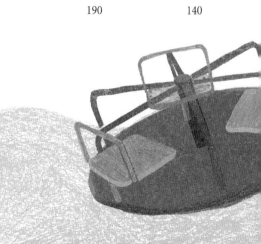

出版序

傾聽「樹」的歌唱

真如

在靜謐的樹林中，抬頭仰望著一棵棵樹，適時正有清風徐徐拂來，似乎所有的樹葉都在沙沙振響，那一刻的心湖明靜而柔軟，好像要對藍天輕語著什麼……

陽光，正把它的熱情和光明，透過葉子灑下來，每一片葉子的形狀、葉脈、都在碧藍的陪襯下清晰呈現。我不禁常常驚歎是怎樣的神祕之手，雕刻了這精彩紛呈的美麗。每一棵樹都那般風姿獨具，幾多蓬勃，幾許可人。可是它們在大片的森林裡，有幾人能走近欣賞觀看，那每一片樹葉在風中雨中繁華與凋零，陽光月下怒吼與淺唱。看那楓樹，在北國寒意漸濃之時，正是它們盡顯生命的璀璨之際。每每值此，欲將珍貴美景寄與天下人共享。

每個人生命中，最細緻、最燦爛的那個部份，也許只有他自己，或是跟他親近的人才知道。他們，就像一棵樹，蒼勁地散發堅強的氣息。他們在受傷之後，森林悄悄收藏了他們的哀哭與無奈，他們努力地尋覓著生存的堅韌之力，經歷多少頑強的內心之戰，終於小心翼翼地把傷痕復原，從再次地枝繁葉茂到令人驚歎！他們迎接了生命的大風暴，在幾度摧殘中毅然璀璨綻放！像一棵樹般，他們謙虛地對整個森林釋放著愛與奉獻的信息，以個體生命的強悍溫熱著整體。

一棵桂花樹的淡淡清香，也許會觸碰到你靈魂深處的甜美的寧靜。

究竟，他們曾經歷怎樣的風霜雨雪？那美麗的深藏於年輪中的精彩記憶，在何樣的陽光下開始優美昇華？在怎樣的鏡湖中看清了自己的模樣？是什麼喚醒了他們心中的巨人之力，將沉睡的荒原，開放為直到天際的鬱鬱森林與燦燦樹花？

有人願傾聽這每一棵樹的哭聲與吟唱嗎？

我真摯地邀請所有的人，和我一起凝視這些精彩的心吧！這些在苦痛中掙扎著，終於開出燦爛心花的勇敢的人們，他們動人的身影，就和你我一樣，行進在這個世上。可能，讀這本書，就像人生中的一次深情回眸。注視到了那個和我一起經歷過人世的風雨、經歷過人世災難洗禮的同伴，他是如何精彩地活著，而他的精彩，到底有怎樣細緻的輪廓、顏色、形狀？這精彩是如何發生的？親愛的讀者，你不想欣賞嗎？

就像我看到的一樹美景，在很多年前，有了一種想把它獻給大家的心情。它，終於出現了。所以，為這些精彩的心隨喜，並加油吧！也為你自己的美麗、為你自己的勇悍、為你自己的不屈，為你自己的善良喝采吧！

因為我們同行！

寫在二〇一八年，亮點書系開啟時

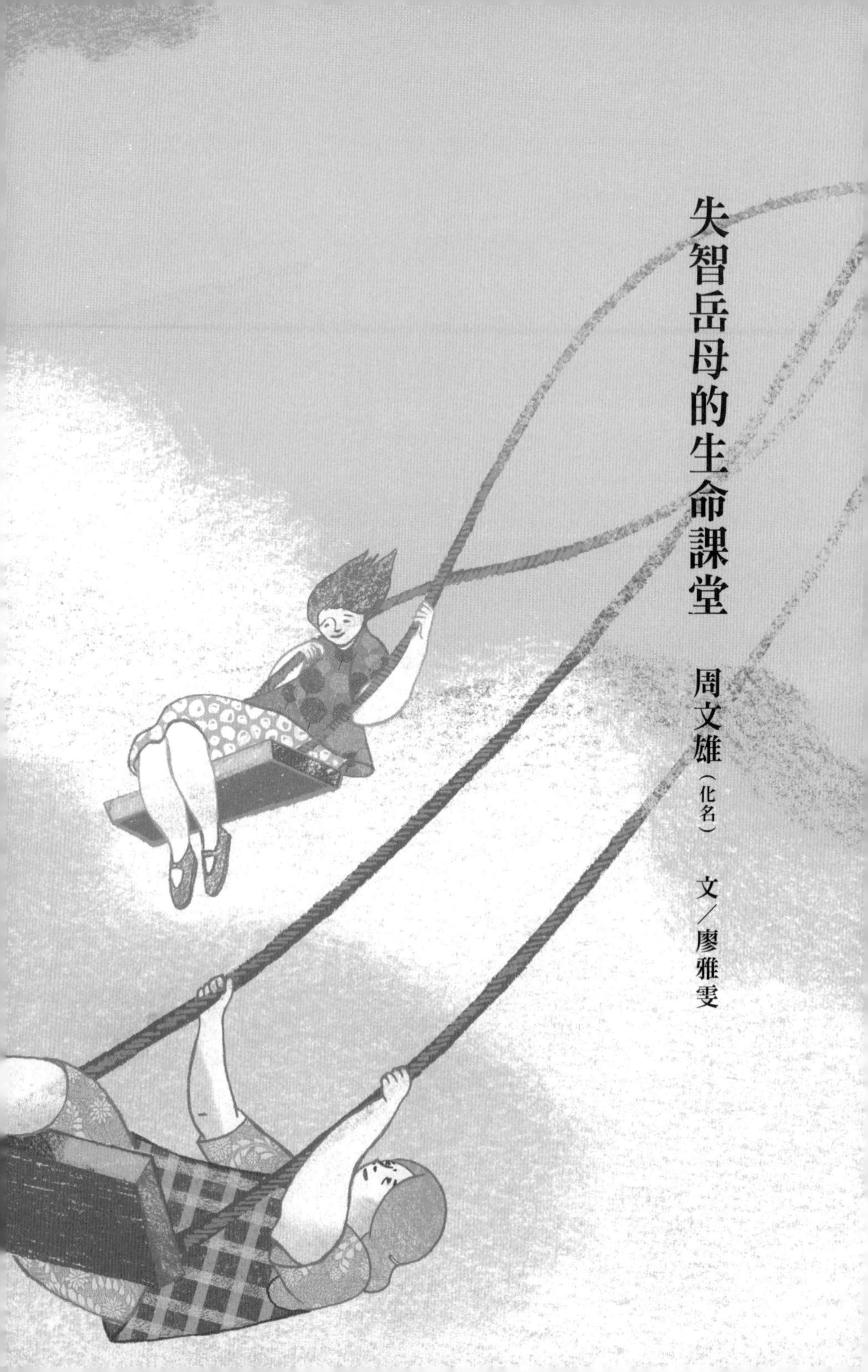

失智岳母的生命課堂

周文雄（化名） 文／廖雅雯

【點心成金的寶貝】

假如我們的生命是像石頭一般普通，那麼把石頭點成黃金的會是什麼呢？

如果能擁有菩提心，我們的心就會如金子一般具有無限的價值。而這個菩提心是不用借錢也不用做生意，只要透過反覆串習教典就可以策發出來。

《希望・新生2》心之勇士261

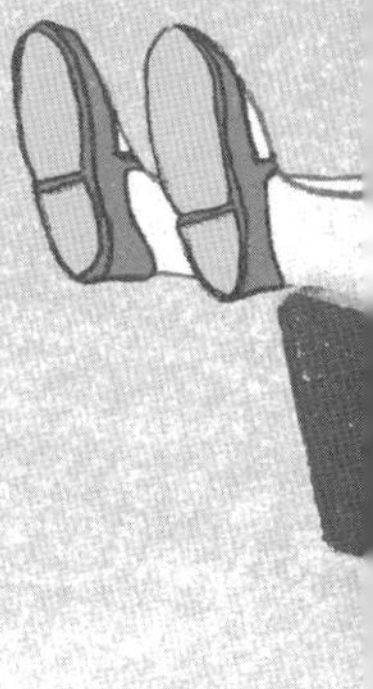

權利和義務向來是對等的，可惜世人大多在乎自己獲得什麼，
不去想自己該付出什麼。

「哎呀！媽，妳不是都把指甲剪收在這個抽屜裡的嗎？怎麼找不到了？」難得春節假期陪太太阿芳回娘家，許久不見母親，阿芳端了盆熱水，打算幫岳母修剪指甲。

事到臨頭卻找不到指甲剪，阿芳翻箱倒櫃，不免找出火氣來，念了岳母幾句。「怎麼東西都到處亂放？」阿芳翻出了一包已經過期的餅乾，「這不是我上次回家買給妳吃的嗎？怎麼會藏在這裡，都過期了！」

岳母坐在沙發上，挽起了袖子，將雙手浸泡在熱水中，做慣了農活的雙手外表看起來便與常人不同，關節粗大變形，指甲泛黃厚重猶如甲殼，每次修剪都要將指甲泡軟化了才剪得動，想到媽媽多麼辛苦扶養她長大、供她讀書，阿芳幫岳母剪指甲，都會忍不住哭出來。

但這也不妨礙她叨念岳母，可能是年紀大了，岳母特愛藏東西，買給她的零食、保健品，或是家裡的遙控器、拖鞋等等，最後都會出現在奇怪的地方，器具用品倒還好，食物常常放到過期浪費了，可問起岳母，她總

是矢口否認，就像現在：

「我不知道，應該不是我喔！」岳母眼神懵懂如孩童，像是不明白阿芳在說什麼。

「不是妳難道會是阿弟嗎？」阿芳沒好氣地說。

「可能是喔！」岳母竟還贊同了阿芳的說法。

岳母不說還好，一聽到她這麼說，阿芳立即放下了手邊的工作，站起身來正色道：「媽，妳不要什麼事都推到阿弟身上，他已經很辛苦了，我這次回來看到他臉色很不好……」

「好了好了，」眼看氣氛不對，我連忙打圓場，「阿芳，妳不是要幫媽剪指甲嗎？水都快涼了。」

「啊，對對對。」阿芳懊惱地看了一眼岳母，繼續回頭找指甲剪去了。

就在阿芳找到的歡呼聲中，二舅子阿賢臉色蒼白、搖搖晃晃地從外面走進家門，我看著實在不對勁，關心地問他：「阿賢，你怎麼了？你還好嗎？」

昨天回到阿芳娘家，我看見阿賢就嚇了一跳，我和阿芳工作繁忙，又遠在台北，逢年過節才有機會回口湖鄉下探親，但短短幾個月不見，阿賢人消瘦了一大圈，用餐也吃沒幾口就下了飯桌，想到小舅子和岳父因病離世也不過三五年的光陰，我心裡委實擔憂，也準備在家期間好好和阿賢談談，勸他去醫院做個檢查。

沒想到我還沒來得及開口，阿賢便說：「姊夫，我想去醫院。」

我不禁要問個究竟：「阿賢，你老實說，你到底怎麼了？你是不是病了？」

阿芳著急地上前關切，「對啊，阿弟，你哪裡不舒服？」

阿芳在家中排行第三，上有一對兄姊，下有兩個弟弟一個妹妹，只有她這個二弟沒有結婚，承擔起照顧爸媽的責任。因信任這個兒子，岳父退休時，就將退休金全權交給二舅子管理，為此，我那大舅子還頗有些怨言，時常向二舅子伸手要錢。我雖不認同，但這到底是太太娘家的家務事，我也只能不置可否。

阿賢囁囁嚅嚅，最後終於坦承：「我一直在血便，有好一段時間了……」

那一天，我記得很清楚，是大年初三的下午。

我後來在想，阿賢的病之所以拖這麼久，有一部分原因，是他不想活了，因為活著太累了。可是他心底深處又存著一股求生的本能，才會在看到我和阿芳的時候，向我們求援。

帶阿賢北上住進林口長庚醫院接受治療的期間，我們才知道，這些年

父母是老了，卻不是停留在過去，
而是迷失在現在，找不到未來的方向。

來阿賢為了養家欠下許多債務，甚至還跟地下錢莊借錢。

當年岳父的退休金僅兩百多萬，其中一百多萬給了大舅子買房，剩下一百多萬要負擔兩個老人和大舅子一家的生活費，能用個幾年？阿賢自己從事保險業，收入有限，兩個老人在家種田，也沒幾個錢。而大舅子夫妻倆都沒有工作，今天小孩要讀書、買車，明天大舅子自個兒突發奇想創業賣檳榔等等，都是跟阿賢拿錢，阿賢沒錢，只好去借。

長久以來，阿賢過著工作、賺錢、還錢的生活，太辛苦了。而父親和小弟的接連離世，成了壓垮阿賢的最後一根稻草。

我和阿芳不是不想責怪阿賢糊塗，但更重要的是讓阿賢安心治病。檢查出病因後，醫生私下告訴我：「一般到了肝癌末期，病人的時間剩不到兩個月。」但我們根本不願意相信，好好的一個人，怎麼就沒得治了？於是下班後除了來醫院看阿賢，我們就是拿著他所有的病歷資料到處尋方問藥。

阿賢倒是坦然接受了時日無多的事實，他說他早買好了保險，不用擔心他留下的債務。他說：「姊夫，拜託你，你書讀得多，又有能力，你幫我把理賠金拿去還債吧，這輩子我誰也不欠……」

我看著這樣的阿賢難過得說不出話，但我明白這是不行的。一來我只是姻親、是外姓人，二來我和阿賢是平輩，我無權處理阿賢的遺產。台灣傳統社會裡有句俗諺：「天頂天公，地下母舅公。」家族裡，舅舅的地位崇高，說得上話。我請來了阿芳阿賢姊弟倆的舅舅舅媽作為見證者，趁著阿賢意識尚清醒，交代了一應後事。

此後阿賢幾次病危，反覆進了ICU，我們都知道，只是時間的問題了。

有一天晚上，阿賢大出血，醫生護士緊急將器材推進病房搶救，地板上盡是阿賢吐出來的血。我守在病房外，不停地打著電話通知阿賢的兄弟姊妹。

大舅子接到消息，竟然回道：「唉！文雄啊，現在已經很晚，沒有車了。」

「可是大哥，阿賢他可能……」

「我知道我知道，我明天一早就搭車過去。」

都到了這種時候，還說什麼沒車！你家裡明明有兩台車，開車過來見弟弟最後一面有那麼難嗎？不過是推託罷了！

但他總是我太太的大哥，我不好和他撕破臉，只能勉力勸上一勸，他不聽我也拿他沒辦法。

阿賢在插管之前，還喃喃問著：「哥哥來了嗎？哥哥來了嗎？」

我安慰道：「大哥在路上了，阿賢你休息一下，大哥很快就來了。」

可是一直到阿賢陷入昏迷，也沒能見上他大哥一面，對他說：「哥，媽媽以後就交給你了。」

正如醫生所說的，從大年初三到阿賢走的這一天，還不到四十天。

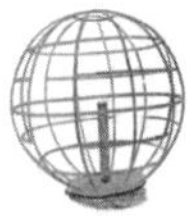

年輕一輩很難理解我們這代人的一些思想與做法，那是深植於古老農村社會中，為了傳承宗族，也是為了生存所形成的規矩。過於重視長子長孫，貶低女兒的地位，看似是種陋習，可從另一方面看來，繼承了家族的兒子，也承擔起了更多的責任。這也是為什麼我和阿芳雖隨侍在側，但二舅子臨終前，還是想著將母親託付給大哥而不是姊妹，對他來說，贍養父母理所當然是兒子的義務。

權利和義務向來是對等的，可惜世人大多在乎自己獲得什麼，不去想自己該付出什麼。

阿賢就剩一口氣了。

傳統的習俗講究壽終正寢，人在外頭斷了氣，是不能回到村裡辦事的。天色初透亮，太太阿芳就陪著阿賢搭著長途救護車回到口湖鄉下，親戚們收到通知，阿賢回家時，帳篷靈堂早已搭建好，左鄰右舍、親朋好友自發前來幫忙，抹著淚看著醫護人員移除機器設備，阿賢嚥下了最後的氣息。

岳母到那天才知曉，她孝順的二兒子就這麼走了。

她對命運逆來順受，命運卻從不肯放過她，短短幾年，她陸續失去了小兒子、丈夫以及二兒子，我難以想像她遭受到多大的打擊。在太太娘家幫忙的這幾天，就是看她不停地流淚，哭不出來了，就做她唯一能做的事，默默走進廚房煮飯給大家吃。

人走了，日子還是要過，生活就是如此現實且殘忍。

阿賢出殯那天，吃完圓滿桌，趁著家中親戚還在，大舅子就開始算帳了。

「我去問過了，阿弟生前保險理賠，大概有八百多萬元。」

我搖搖頭說：「大哥，這筆錢要先還債，還完債後只剩下兩百萬，阿賢的意思，這兩百萬要留給媽養老，存在我和阿芳這，由我們來養媽媽。」

「啊？怎麼可能只剩兩百萬？這也差太多了吧！」大舅子不敢置信地嚷嚷著，「我都打聽過了，就是會賠八百萬，你現在跟我說剩兩百萬，中間六百萬到哪去了？是不是你們私下分了？」

「什麼私下分了！話不要講得那麼難聽，欠債還錢，天經地義，我們才想知道，阿賢這麼老實節儉的人，是為了誰欠下那麼多錢！」阿芳三姊妹站在一起，和大哥一家子各據一側，彷彿楚河漢界般，在一聲聲爭執中，割裂了手足親情。

阿賢欠了誰的錢、為什麼欠錢、欠了多少錢，前因後果只有他自己最清楚，但在場的都是他最親的人，每個人多多少少都知悉一些，甚至許多都是阿賢借錢的對象，像是大姊因為早出社會，小有存款，這些年來陸陸續續也借了幾十萬，再來是跟親戚朋友借，借無可借了，就去跟地下錢莊借。

幾個親人拼拼湊湊，竟拼湊出事情的全貌，得知了阿賢這一大筆欠債，多來自大舅子一家的需求，岳母吃飯用度，能花幾個錢？每幾個月回醫院拿慢性病箋，也多由健保負擔。

「少都推在我身上！我是長子，阿爸留下來的錢，本來就應該分給我，我和阿弟要，有什麼錯？」大舅子吼道。

「阿爸留下的錢？你以為阿爸留下了多少錢，早就被你花完了，要不然阿賢需要去借嗎？」阿芳三姊妹反唇相譏，加上看不過去的親友相助，幾人吵得不可開交。

「夠了！」一向好脾氣的舅媽忍不住發了火，流著淚說道：「阿賢才剛走，你們兄妹幾個就吵成這樣，這樣對嗎？不討論怎麼照顧媽媽，只吵著要錢。」舅媽轉向大舅子，「尤其是你，你說你是長子，做大哥的，竟然讓弟弟這麼辛苦地走了……」

舅媽這段話，說得在場的人都沉默了。誰不心疼阿賢？心疼這麼一個孝順的好孩子，年紀輕輕就這樣走了，但告別的這一天，他在乎的人們還為了錢鬧得勢如水火。

然而沉默只是一瞬間，利益的爭奪很快又掀起了波瀾，吵到後來，阿芳三姊妹不惜和大舅子翻臉，在長輩的見證下，全心維護阿賢的遺願，還清了債務，並將剩餘的保險金存放在我和阿芳這，作為岳母往後養老使用。

而岳母從頭到尾坐在角落抹著眼淚，看著她的子女起勃谿，不曾說過一句言語。

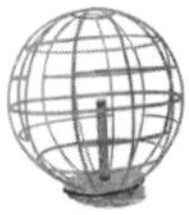

光陰短暫，我們這一輩子能有多少和父母相處的時間？
父母又還能記住我們多久？

阿芳氣不平，不想和大哥往來，卻奈何不了大哥幾次藉由岳母的名義打電話來要錢。「文雄，你大哥說想做生意，現在孩子都大了，不多賺點錢不行，阿賢不是留下了兩百萬嗎？可不可以借你大哥用？」

岳母這話一聽就是大哥教她怎麼說的，我心裡明白，故意說道：「等阿芳回來我跟她說，錢都在阿芳那，我也做不得主。」這也是事實。

「好好好，那你一定要跟她說啊！」

不是做生意需要本錢，就是家電壞了要買，電話輪番不停地打，最後阿芳煩不勝煩，也不想岳母夾在中間難堪，和姊妹商量後，把阿賢留下的兩百萬給了大舅子。

「他想要就給他吧！實在不耐煩跟他吵了，媽媽就由我們來養，我和大姊、小妹說好開個公共帳戶，阿賢還大姊的兩百萬，大姊要拿出來做媽媽的養老金，此外我們三個，每個月定期存一筆錢進去，以後小弟孩子的教育基金，也從這個帳戶出。」阿芳向我轉述她們三姊妹商量後的結果。

阿芳的小弟早逝，留下兩個孩子，三姊妹照顧媽媽的同時，也將年幼失怙的外甥考慮進去。阿芳在意的從來不是錢的問題，而是大舅子的一番作為，令她徹徹底底地傷透了心。

此後，阿芳就當作沒這個大哥，也不願再回老家，想媽媽了，就拜託大姊的兒子將岳母從鄉下接出來，搭乘高鐵北上，我和阿芳在終點站迎接，帶著老人家四處走走散心，足跡遍布台灣各地。

岳母還算健朗，就是年紀大了，人有些迷糊。有次我們帶岳母到一家五星級酒店住宿，剛進房間放行李，岳母就說要上廁所，一進去便是好久的時間，等到岳母慢悠悠地走出來，我們發現廁所地板上滿是衛生紙，紙架上只餘孤零零的捲筒。

我吃驚問：「妳怎麼把衛生紙都用完了？」

岳母連連否認，「沒有，我進去就是這樣。」

這不可能，別說一家五星級酒店的住宿品質不會如此差勁，我們都很清楚岳母進廁所前一切都還好好的。

後來我觀察到，岳母對衛生紙似乎抱有執念，帶岳母出遊，只要有機會，她口袋裡便塞滿了從公共廁所、餐廳桌上拿的衛生紙。一開始我們以為岳母是節儉心態作祟、貪小便宜，很多苦過來的老人都有這樣的習慣，漸漸地從和岳母聊天中得知，大舅子和大嫂時常責罵她衛生紙用得太多，這使得她對衛生紙懷有一種不安全感，甚至因為害怕夜晚上廁所的沖水馬達聲太大，吵到大舅子家會挨罵，而不敢去廁所，隨地便溺。

阿芳聽了又氣又急，但天高皇帝遠，她只能先勸岳母：「媽，那也不能隨便上，多髒啊，妳房間不是有尿壺嗎？」

岳母一個勁地搖頭，「不可以，不可以，會被罵。」

岳母是三從四德思維教養長大的傳統婦女，個性本就比較唯唯諾諾，這也是她從小作為養女的生存之道，聽話、任勞任怨、不懂反抗。但她心裡也不是沒感覺，有時候在我家客廳坐著坐著，就掉下淚來，哀嘆道：

「有用的沒留下來，留下來是沒用的。」

我為了轉移岳母的注意力，故意跟她開玩笑說：「妳去跟那個『沒用的』要錢啊！妳來我家，我要帶妳去吃飯，還要帶妳出去玩，妳是不是要去跟那個『沒用的』拿錢給我？」

岳母慌張地說：「我怎麼敢！我會怕……」

我看了很心酸，她竟如此害怕自己的兒子，還說出「我怎麼敢」這樣的話，我不敢想像她平常和大舅子住，是過著怎樣的日子。

阿芳身為女兒自然是心都碎了，認真地和我商討想將岳母接上來台北照顧。我不是不明白阿芳的心情，可是阿芳工作性質繁忙，時常需要出差，一出國就是一兩個星期的事。

「妳放不下工作，怎麼照顧老人家？現在媽偶爾在我們家住個幾天，都會因為生活習慣不同，感到不方便和不愉快，更何況是長久居住？幾天能忍，幾個星期、幾個月，如果不真正花心思、花時間安排，讓媽離開老

人生就是如此，有時候多退一點，
有時候多想一點，不會是壞事。

家，未必是為她好。」我語重心長地說。

阿芳想想也只能先放棄，我們的事業都處在巔峰時期，家裡孩子還小，尚在讀書，工作實在無法輕易說變就變。

直到我們發現岳母糊塗到連吃藥都不會了。

岳母患有糖尿病、高血壓等慢性病，必須按時服藥，每次帶岳母出門，我們也會盯著她用藥。岳母不識字，平日為了便於岳母辨別藥物，我們會在藥袋上標明數字，一是早上，二是中午，三是晚上，四是睡前，讓她按著時間順序吃就可以了。

「哎呀，媽，妳怎麼亂吃藥！現在要睡覺了，妳要吃這顆啊，妳看，我在袋子上面寫了『四』，表示這是最後吃的。」阿芳翻著藥袋，每個袋子裡的藥物數量都不一，阿芳看得頭都大了，對我說：「媽根本沒按照順序吃，有些藥幾乎都吃完了，有些藥還剩很多。」

「我哪有亂吃藥！我都記得吃！」岳母辯駁道。

「那妳怎麼沒有按照我幫妳寫的一二三四順序吃？」
「什麼一二三四？」
阿芳指著藥袋，「就是藥袋上寫的這一二三四啊。」
岳母迷迷糊糊地說：「我忘記了。」
我出主意道：「要不然去買個分裝藥盒吧？每個星期該吃什麼先幫媽裝好，媽就一個接著一個打開來吃，這總不會忘了。」
阿芳說：「也只能這樣了。」
但我們沒想到，岳母不是忘記了「一二三四」，而是失去了「順序感」，即便分裝好的藥盒，她也沒辦法連結起吃藥的次序。
回想起這些年來岳母丟三忘四的記憶，拚命藏衛生紙的怪異行徑，還有隨地便溺的行為……我們終於察覺到不對勁，帶岳母就醫，檢驗出來已是中度失智的程度，所有種種以為是老化正常的現象，如今都有了解釋。

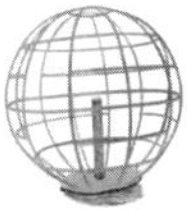

我和阿芳這個世代的人，算是很幸運的一代。早年生活條件雖然不佳，但只要抓住讀書的機會，足夠努力，都能夠乘著時代的潮流，找到一份好工作，過著比上一代更好的富裕日子。

時代變遷太快了，短短幾十年，我和阿芳從農村的孩子，一躍而成辦公室的中高階主管，我們的認知和眼界急速地拓寬了，一下子就和父母輩拉開了距離。

我們以為父母還停留在過去，固執不知變通，就算做出了違反常理的行為，也會自行合理化是父母衰老的表現。

父母是老了，卻不是停留在過去，而是迷失在現在，找不到未來的方向。

師長常說，父母是我們最大的福田。透過學習《廣論》，以及時間的沉澱，我的個性漸漸變得柔軟，開始反思自己對待父母的方式。

我母親很強勢，從前為了撐起一個家，習慣了什麼都自己來，說一不二，因此她也很怕麻煩子女，總是要等到事情無法解決了才會向我求助。從前我最不耐煩母親這樣，每每接到電話，口氣都很差勁：「為什麼這麼嚴重才要跟我說？」使得母親越怕打擾我，形成惡性循環。

我覺得自己很不孝，每次掛上電話總是後悔不已，尤其岳母確診失智症後，我更提醒自己要好好珍惜和父母相處的時光。

光陰短暫，我們這一輩子能有多少和父母相處的時間？父母又還能記住我們多久？

我很能理解阿芳想接岳母北上照顧的那份心情。

沒能時時刻刻陪在身邊，岳母的症狀惡化得很快，不過半年、一年，她幾乎不認得人了，也無法再一個人搭高鐵，即使我們給她掛了個牌子，

當記憶不再成為負擔，這個辛苦了一輩子的老人家，
才開始享受快樂。

寫上我和阿芳的名字，請站務員協助到站時接送，還是避免不了岳母亂跑。搭乘到一半時，岳母會突然驚慌失措，忘了自己為什麼要搭高鐵，忘了自己身在何處。

沒有人陪伴左右，岳母不能夠出遠門了，這也導致阿芳和岳母見面的次數大幅減少，特別是自從跟大舅子撕破臉後，阿芳足足有四、五年都不曾踏足過老家。

阿芳三姊妹嘴上硬氣地很，「除非哪天我媽走了，我才有可能為了拜我媽回那個家。」

「妳們三個女兒跟妳媽那麼親，真的等到老人家走了再回去？」我說：「我光想我都心疼，妳們做得到嗎？到時候哭死也沒用。」

明明媽媽還在，不能夠待在身邊已經夠失落了，還因為一時意氣而不回去看她，將來真發生什麼，後悔也來不及了。或許我作為旁觀者，可以更理智地看待這一切，我不想阿芳有一天為此感到遺憾。

「就當是為了妳媽，找個節日，我們買些東西回老家。」我勸阿芳：「那些爭執都過去這麼久，第三代都出生了，我們去打個招呼、發個紅包，面子上過得去就好。」

兄妹間破碎的情感，已無法修復；撕裂的傷口，也無法當作什麼事都沒發生過。即使是做表面工夫也好，人和人之間有個來往，逢年過節多贈些禮品，多包幾個紅包，只希望我們的付出，能換來他們多關顧岳母一些。

兄妹關係的修復，也成了後來阿芳接岳母北上的一個鋪墊。

無論如何，在農村贍養父母就是兒子的責任，阿芳想要接岳母來家裡住，還得經過大舅子的允許，否則就會被人說閒話，同時岳母心裡也不好過。

而且說白了，我們能照顧岳母幾年？假使未來仍須仰賴大舅子陪伴岳母終老，我不得不考慮到岳母的立場。我想，站在岳母的角度，也不願看到子女反目成仇吧！只要能讓岳母晚年更加心安，我們主動低頭向大舅子示好就算是值得了。

或許我的考量非常現實，但人生就是如此，有時候多退一點，有時候多想一點，不會是壞事。我和阿芳都不年輕了，不能只憑意氣做事。

接岳母來家裡住，我和阿芳認真討論過了，首先要解決的就是阿芳的工作問題。

我對阿芳說：「妳的工作一定要改變，不能再這麼頻繁地加班出差。丈母娘都八十多歲了，我媽的年紀比丈母娘更大，哪天她生病了需要我，我定然會以我媽為優先，這些都是不能不考慮的事。」

我告訴阿芳，我們就一起照顧岳母到不能照顧為止。

阿芳聽進去我的話，調換部門轉為內勤，不再需要出差海外。她早有這份念想，加上這一年來岳母失智症惡化的速度太快，加深了阿芳照料岳母的決心。

好像冥冥中自有安排，我們順利地在上班通勤的路徑中，找到一家日照中心，可以讓我們白天送岳母過去，下班再接她回來。

日照中心還有一些課程，請專家教導家屬了解失智症患者的行為，還有如何照護失智症患者的日常生活。就算轉職內勤，阿芳工作還是比我忙碌，偶爾假日需要加班，因此多是由我去參與日照中心的課程，且確實幫助頗大。

即使我們都做好心理準備，並將岳母視作病人看待，明白她的行為舉止已不復從前，但和失智症患者共同生活所發生的事，還是遠遠超乎我們的想像。

岳母剛來沒多久，有一天我們清晨五點醒來，習慣性地去探房，卻發現棉被掀開，床上空蕩蕩的，房間衣物凌亂，不見的還有一個包包，對外大門敞開，冷風灌進客廳——岳母已不知道走了多久！

阿芳急著撥打手機，卻聽見鈴聲從房間內傳來，岳母根本不記得攜帶

若事尚可為，云何不歡喜？若已不濟事，憂惱有何益？

手機，似乎是隨便收幾樣衣物當作是自己的行李，就出門去了。

我連忙打電話報警，家裡人全都出門尋找去了，但社區、公園，幾個常去的地方都不見岳母的身影。最後接到派出所的通知，才在派出所看到已經等待了好幾個小時的岳母。原來岳母半夜醒來，忘了自己身在何處，一心想要回家，但找不到家在哪裡，孤零零地在街頭遊蕩，好心人問她，她也說不出個所以然，只好送到派出所，等家屬接回。

這件事發生之後，我們先是申請了「預防走失手鍊」，並且在大門上緣加裝鐵栓，有時醒來門鎖已被打開，知道岳母前夜曾試圖出走，但搆不著鐵栓，也就出不去了。

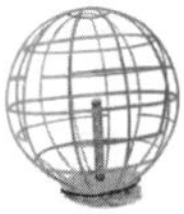

即使阻止岳母半夜亂跑，也無法阻止她記憶錯亂導致的失常行為，她會莫名其妙大叫，或是不記得廁所在哪個方位，隨意在家裡角落便溺。第一次處理這樣的狀況，我心裡難免煩躁，但也明白岳母不是故意的，她只是生病了。我帶她去沖澡、換乾淨的衣服，她也有些不好意思，一邊沖洗，一邊喃喃自語：「我以前不會這樣啊，怎麼會這樣？」

岳母已經在自我責備了，我不管心裡多不舒服，又怎麼忍心對她發脾氣。

更好笑的是，岳母整理好自己，走出浴室，就將事情全都忘了，掩著鼻子說：「怎麼會這麼臭？」一邊四下張望，看著地板上沾得到處都是的糞便，皺眉搖頭，「怎麼沾得到處都是大便？這要怎麼辦？」

我也只能嘆口氣，故作不知地說：「不知道是誰弄的，妳可以幫我一起清嗎？」

生性勤勞的岳母沒有二話，挽起袖子和我一塊拿著抹布清理，還會不高興地罵道：「哪裡來的骯髒鬼，隨便拉屎，髒死了！」

真真令我啼笑皆非。

但有時候岳母會突然從房間衝出來，大聲尖叫：「有壞人，有壞人想要強暴我！壞人跑進來了！」

阿芳嚇了一跳，連忙上前安撫岳母，「媽，妳在說什麼！哪有什麼壞人？」

岳母像是不認得阿芳，用力地推開她的手，破口大罵了起來，用的都是一些很髒的字詞，阿芳頓時就受不了了。

「媽！我是妳女兒，妳怎麼可以這樣罵我！」

「妳不要騙我，妳才不是我女兒！」岳母瞪視阿芳，「妳跟那個壞人是一夥的對不對？你們都想來害我！」

「媽！就跟妳說沒有壞人，都是妳幻想……」

「好了，阿芳。」我阻止她繼續說下去，「媽不是故意的，她分不清楚現實和幻覺。」

「壞人！你們都是壞人！你們想要打我、強暴我……」岳母仍沉浸在自己的世界，不停地怒罵著。

我配合著岳母演戲，「有壞人要打妳？怎麼可以這樣對妳！」得到應和，岳母忽然就放鬆下來，說話還有點委屈，「對啊，那壞人進來就對我動手動腳。」

我跑到大門邊，作勢開門向外看，又關上門，對岳母說：「剛剛警察已經過來把壞人抓走了，妳放心，已經沒事了。」

「真的抓走了嗎？」

「真的，我們把門鎖好，壞人就不會進來了。」

心安理得即是福，不要過多計較責任，
也不要埋怨不公，只要盡己所能就好。

比起阿芳，我似乎更能接受岳母錯亂的現狀，並以日照中心教導的方式，不試圖和她講道理，而是順著她的思維，引導她度過幻覺來臨的時刻。有時候，帶著岳母在公園散步，岳母倏地產生了妄想，我也是配合她，隨意指著路人：「就是他，妳看他被抓走了，不會再來傷害妳了。」

阿芳身為女兒，道理她都明白，內心深處還是惦記著母親往昔的模樣，很難轉念承認母親已經失智，不認得她的事實。我和岳母相處不多，沒有血緣和回憶的羈絆，反而更容易以客觀的角度來看待岳母的舉止。

我甚至覺得失智對岳母未嘗不是件好事，她過去活得太苦了，現在的她，雖然忘記了愛她的親人，但也忘記了那些傷痛的往事，只活在當下，給她好吃的東西，帶她出門走走，對她好一點，她就樂呵呵的。

當記憶不再成為負擔，這個辛苦了一輩子的老人家，才開始享受快樂。

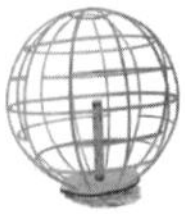

我必須坦承，照顧岳母不是毫無壓力，最初我也無法坦然接受，我會想為什麼是我？我有自己的父母，岳母也有子女，再怎麼樣也輪不到我來承擔責任。

但一方面，我不能阻止我太太盡孝，我會同意阿芳接岳母同住，最大的原因就是為她的孝心所感動。另一方面，我長年修習佛法，師長曾引《入行論》的偈子教導我們：「若事尚可為，云何不歡喜？若已不濟事，憂惱有何益？」我該去思考的，不是該由誰來做這件事，而是調整自己的心態，正向地去面對所有困難。

我們擔心日照中心照護員無法全天候守著岳母，此外也不願過多增加工作人員的困擾，便盡力養成岳母的規律生活。早上六點醒來，我準備早餐，阿芳則是協助岳母盥洗，刷牙洗臉換完衣服後，首要就是喝一大杯溫開水，看能否刺激排便。

每次只要成功大便，岳母就會很開心，她像個孩子般，隱隱知曉我們對她的期待，因此每每達到我們的要求，總是喜形於色，一點也不會隱藏。

「哇，媽媽，妳好棒喔！」我和阿芳拍手稱讚她。

岳母臉上的笑容更大了，她也覺得自己好厲害啊，跟著我們拍拍手。

為了讓岳母融入日照中心的生活，她在家裡的用品擺設，全都跟日照中心一模一樣。一樣顏色的牙刷毛巾，一樣顏色的杯子，還貼了一樣的標籤，並且仿照日照中心的置物櫃，將岳母的東西都放在裡面。岳母即便不識名條，也能透過一再地訓練，認出她的用品。

岳母有藏物癖，家裡的遙控器、餐具、室內拖等小物，一個不注意就遍尋不著了。只要找不到，我就去翻岳母的床墊，還不能一次性將所有藏匿的物品都取出，岳母會沒有安全感。

不管我們怎麼說、怎麼教，岳母藏東西的性子就是改不了。

我不清楚這是不是失智症的一個症狀，請教日照中心的老師，老師教我：「你可以用一個她感覺很隱密的地方，替換床墊底下，讓她藏東西。」

我照著老師的方法，在岳母的床邊擺一個矮櫃，外面蓋著簾子，故意在岳母面前掀開簾子說：「欸！這裡怎麼有一個洞？好像可以放東西喔！」

說上幾次，過一陣子，岳母就改把東西藏到櫃子裡去了。我們要找什麼，就到櫃子裡找，找完了記得把簾子蓋回去，岳母便不會察覺。

不需要去責怪她藏東西的這件事，指責於事無補，倘若我罵她，她也無法理解，只會換個地方繼續藏東西。

我把我照顧岳母的心得記錄下來，告訴阿芳的姊妹，「妳們的媽媽跟

珍惜當下，珍惜所愛的人，再多的金錢和成就，也比不上和父母相處的時間，不如慢下腳步，欣賞生命中的每一段風景 。

以前已經不一樣了，妳們要習慣，不要罵她。」偶爾她們姊妹會接岳母過去住幾天，享天倫之樂，但都跟阿芳一樣，還沒認知到生病的岳母和記憶中的模樣真的是不同了，依然以女兒的方式去面對她，當她是可以溝通的大人，希望她做錯了要改、不會的要學，但教一整天還是教不會，自己反倒氣得半死。

她們姊妹聽了，稱讚我很專業，我搖搖頭：「我不是專業，這些都是妳媽媽教我的。」

反璞歸真的岳母就像是一面鏡子，映照出我們對待她的樣子。你對她和顏悅色，她就會對你笑；你若是聲音大了些，或是說話帶了些情緒，她也會有所感應，收起笑容，變得小心翼翼。

更多時候，她就像個小孩子，帶她去學校操場運動，她走一走會回過頭來看我，我揮一揮手，她放下心，又繼續朝前走，一會兒踢著石子，一會兒拔路邊的雜草，蹦蹦跳跳，走累了便席地而坐，變得隨心所欲。

這些照顧失智症患者的細節，需要真正相處過才能夠體會，很難以語言完全表達，於是行有餘力的時候，我會將我和岳母的互動以錄音或是影片的方式記錄下來，再傳給阿芳姊妹看，讓她們得以快速了解可能會遇到的狀況。

隨地大小便也好、譫妄發作也好，花個半個小時一個小時，配合岳母度過這一段情境，收拾妥當，兩個人就能好好坐下來，吃個點心或是水果，又是開開心心的。

「失智症是沒辦法恢復的。」我對阿芳姊妹說：「生氣沒有用，妳罵她，她一下子就忘了，不如就接受她，有生之年，我們能陪她多久，就陪她多久。」

能夠陪著年邁的母親走過最後這一程，是多麼歡喜的一件事，何必去煩惱那些無法改變的情景呢？

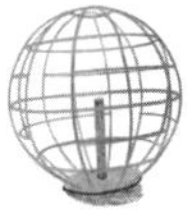

岳母在我家住了四年，後來因為新冠疫情，日照中心關閉，我和阿芳都要上班，實在無法放岳母一個人在家，也擔心在人多擁擠的台北，會增加岳母確診的風險，只好把岳母帶回雲林，雇傭外籍看護，託大舅子時常看顧。

這時，我便慶幸勸阿芳姊妹和大舅子言歸於好，才能夠透過大舅子得知岳母的情況，有空時還能南下探望她老人家。

很多人覺得我很偉大，願意照顧失智的岳母，甚至為她洗澡、清理大小便，她自己兒子都不見得能做到的事，我卻做到了。

但我其實很感謝岳母，她以她的病痛，教會我寶貴的一課。她教我心安理得即是福，不要過多計較責任，也不要埋怨不公，只要盡己所能就好；她也教會我思考珍惜當下，珍惜所愛的人，再多的金錢和成就，也比不上和父母相處的時間，不如慢下腳步，欣賞生命中的每一段風景；她更令我反思對父母的態度，讓我看到了我有多麼地急躁無禮，因為我知道，不論我有多不耐煩，父母總是會一再地包容我、原諒我，我任意揮霍著父母對我的寬容，從來不去想父母的心情。

去年下半年，我發現母親記憶力有些衰退，和她說話常常要說上許多次，她才會懶懶地回應：「喔，你說那件事喔，我知道啦！」可過沒多久，交代她的事，她又忘得一乾二淨。

我很快就察覺異常，曾經在日照中心學過的知識一下子湧了上來，我不禁懷疑，母親是否也失智了呢？

母親是一個很俐落的人，但突然間，她就不愛料理家務、不想煮飯，也懶怠外出，情緒也不太穩定，會感到不安和焦躁。這些看似老化的狀況，其實是失智症的前期症狀。

我喜歡從前強勢撐起一個家的母親，也喜歡現在不需要承擔太多，可以自由自在做自己的母親。

果然，帶母親就診後，醫生判定為輕度失智。我和弟弟妹妹說：「媽媽的情況只會越來越糟，我們要時常留意她說話的語氣、用詞，有空就多回去陪媽媽吧。」

有了照顧岳母的經驗，使我能夠鎮定地和弟妹們分析母親的病症，並提前做好心理準備將來可能會面臨的一切，我很高興，能夠在這樣的時刻，擔負起作為長子、大哥的責任，帶領弟弟妹妹，陪伴母親走接下來這一段奇幻的旅程。

母親個性強硬，做事決斷，但因為記憶的流失，她逐漸變得溫柔，也較從前容易親近得多。我喜歡從前強勢撐起一個家的母親，也喜歡現在不需要承擔太多，可以自由自在做自己的母親。

我和弟弟妹妹分配好時間，每週輪流回去陪伴她，順著她、遷就她，希望她餘生都是帶著笑容度過的。

而這都要謝謝我岳母，謝謝我的太太，是她們讓我知道孝順要及時，也讓我提早了解失智症，並學會與之共處。

如今高齡化社會，失智症並不是一個罕見的疾病，如果這是我們生命中不得不面對的課題，我很高興我能夠提早做準備，接受且直面老後的人生。就如同岳母以她的生命，為我上的一課，我也盼我無悔地付出，能夠帶給身邊的人足夠的勇氣，不畏懼病痛，不畏懼苦難——

只求對得起自己的心。

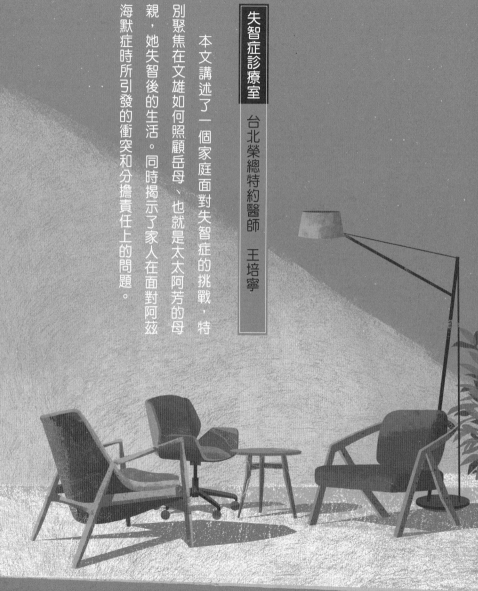

失智症診療室

台北榮總特約醫師　王培寧

本文講述了一個家庭面對失智症的挑戰，特別聚焦在文雄如何照顧岳母、也就是太太阿芳的母親，她失智後的生活。同時揭示了家人在面對阿茲海默症時所引發的衝突和分擔責任上的問題。

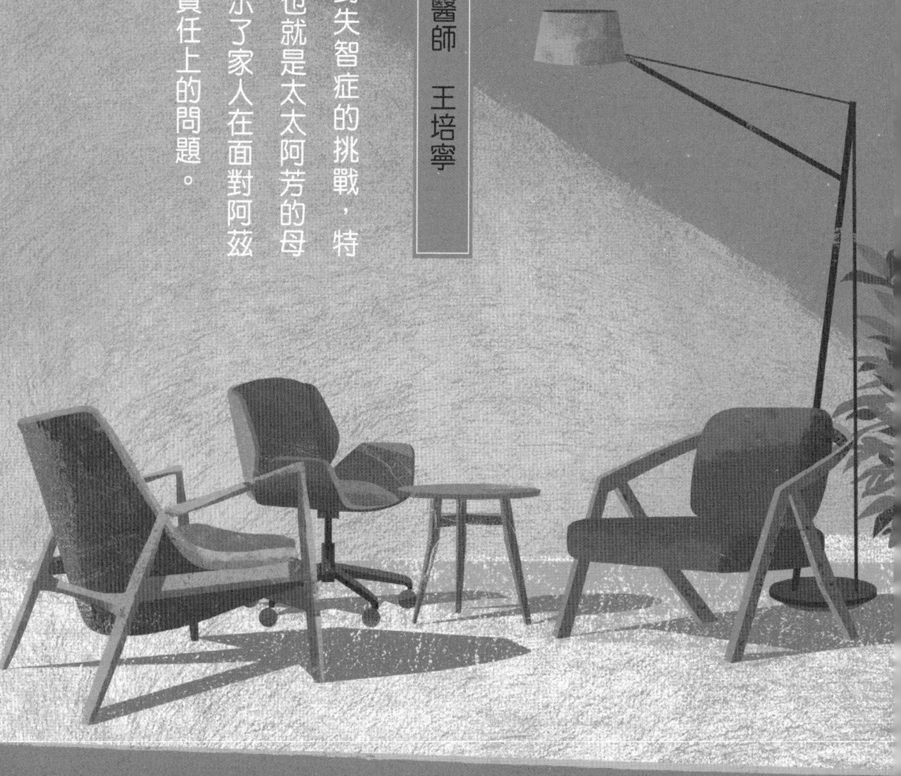

一、失智相關症狀

1.記憶減退而且否認：

當阿芳問起母親為何藏匿零食、保健品、遙控器等家用品，母親卻總是矢口否認；甚至還會辯駁未按時服藥，以上種種，正是失智者常有的表現。我們常以為長輩只是習慣改變了，或是死硬不願認錯，而沒有意識到這些就是輕度失智的症狀。其實他們真的是因為失智，造成根本不記得自己曾做過的事，當然就會否認了。

2.迷路與方向感喪失：

文雄的岳母某次乘坐高鐵時突然迷失方向，這是一個典型的失智症初期症狀。失智症患者常常會忘記熟悉的路線，甚至在熟悉的環境中迷路，這主要是因為大腦中的空間記憶和定位能力逐漸衰退。

3.收集行為：

文雄發現岳母對衛生紙抱有執念，出遊時她口袋裡總塞滿了從公共場所中拿的衛生紙。一開始以為岳母是節儉心態作祟，漸漸地從側面得知，過往她時常被責罵衛生紙用得太多，這使得她對衛生紙懷有一種不安全感。失智症很多看似不可理喻的行為如果能深度了解，通常都是不安全感所造成的。與其一直責備患者說不能拿外面的衛生紙，還不如主動將乾淨的衛生紙放滿她的口袋，就大大地降低她的不安全感。

二、失智症的照護建議

1.幻聽與幻覺：

不去指正患者出現幻聽、幻覺的時候，而是陪著演戲，藉此安撫她。這正是照護失智症很需要的技巧，「不試圖和她講道理，而是順著她的思維，引導她度過幻覺來臨的時刻」。

2. 物品藏匿：

文雄設置了一個隱祕的地方，讓岳母可以安全地藏東西。這真是太聰明的方法了。化被動為主動，正是失智照護技巧中非常重要的一環，與其讓她到處藏東西，不如主動布置一個讓她覺得可以安全藏東西的好地方。

3. 創造熟悉環境：

文雄將家中布置得如同日照中心，增加岳母的熟悉感，這對她的安全感有很大的幫助。

4. 建立規律生活：

每天安排固定的活動和作息，讓岳母在規律中找到安全感。例如，每天早上喝一杯溫水刺激排便，成功時給予鼓勵和讚美。

三、家庭成員的支持與成長

文雄的耐心和專業得到了太太與其姊妹的佩服與感謝。雖然家庭中充滿了矛盾和困難，文雄不僅在照顧岳母的過程中展現了巨大的耐心與愛心，還主動促成了太太與其兄長的和解。這種和解不僅讓岳母感到安慰，也讓家庭的其他成員重新聯結在一起，共同面對未來的挑戰。

即使你已忘了我

黃圓銘（化名）

文／江敍慈

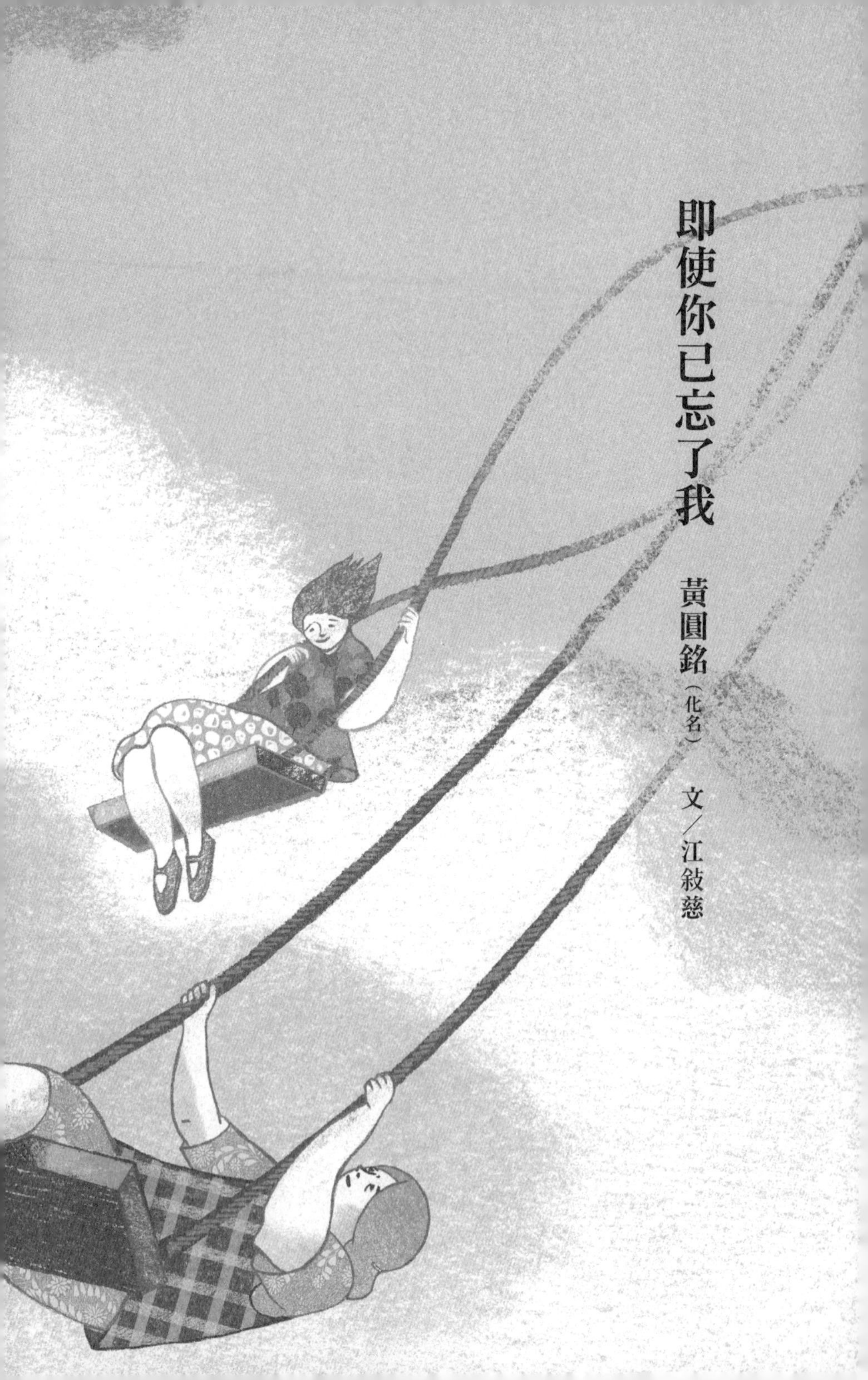

【與其憂傷不如行善】

用反覆憂傷的時間去做個善行吧！比如去幫忙一個痛苦的人，不然也只是在自己的痛苦裡消磨了人生。光陰是寶貴的，與其用憂傷糟蹋自己，不如行善，留下黃金般的記憶。

《希望・新生2》心之勇士025

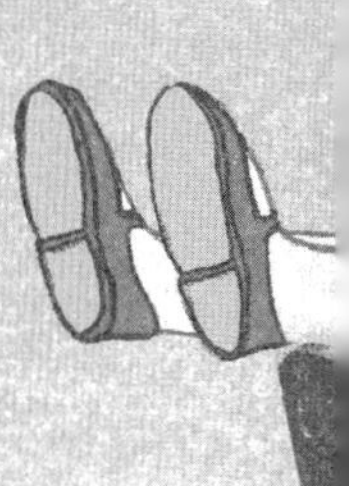

爸媽雖然還健在，卻免不了衰老病痛，
我和他們共度的時光是多麼地有限！

我明天就要提出辭職了。

在這一刻，我的內心充滿對未來的不安——這個決定是對的嗎？我害怕自己做錯了選擇，我非常猶豫。

我看著身邊的太太，更加感到茫然：過了明天之後，許多事情可能就不再一樣了，我還能夠撐起這個家，給她平穩無憂的生活嗎？

說來慚愧，太太嫁給我之後吃了不少苦，我只是個一輩子考不上正職的代理教師，靠著微薄的薪水和兼職家教的費用，勉強達到收支平衡，如今，我還要打破這個平衡……

太太似乎是察覺到我的異狀，她露出了微笑，慢慢走向我，挨著我坐下。「怎麼了？會緊張？」她拍拍我的手臂，不知為何，光是這個簡單的動作，就讓我舒緩不少。

我深呼吸一口氣：「這樣做真的好嗎？」突然間，我覺得口好乾，更覺得自己無法與太太對視，我低下頭，一字一句說得艱難：「我知道妳支持我辭職，可現實是，睜開眼睛就要錢，家裡需要錢、孩子需要錢，少了一個人賺錢，經濟重擔都會在妳身上，我……」

我再也說不下去，幸好，太太也在此時打斷了我，「我們不是已經說好了嗎？只要日子過得下去，就沒什麼好怕的，大不了去借錢，我相信有生之年，一定能將錢還上！何況，事情還不到最糟的一步呢！」

我讓太太的故作輕鬆感染了。太太向來比我勇敢，也是她不停地鼓勵我、提醒我，要珍惜和父母相處的時光，尤其爸爸已經離開，我們只剩下媽媽了。

過了許久，我才再度開口：「我還是會擔心，會不會這麼做對媽幫助不大，但反而讓我們家變得……很難過？」

有別於我一臉的憂愁，太太卻笑了起來：「沒那麼嚴重啦！孩子都大啦，我們兩個省一點，夠用了。」說著，太太露出頑皮的笑容：「你是捨不得那筆退休金吼？」

看著太太這般，我也忍不住笑了：「對啊，真的捨不得！再等一年就能領勞退了，誰不會等？」

「不能等的人不會。」太太說：「圓銘，我們不能等，媽的情況不斷惡化，誰知道拖個一年會發生什麼事？」她的神情堅定且嚴肅：「我們會有這個想法，是因為我們不希望再有遺憾，現在，我還是這樣告訴你，沒錢沒關係，不要後悔、不要遺憾，比什麼都重要。」

看著太太堅強、勇敢的表情，頓時有一股勇氣重新注入我的體內，我望著她，有千言萬語在我的腦中，卻不知從何說起，最後濃縮成一個字：「好！」

就這樣，我辭去了工作，開始全心照顧罹患失智症的媽媽——在爸爸驟然離世之後，在媽媽完全遺忘之前。

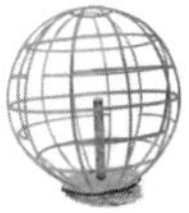

我必須承認，如果沒有我太太，我其實不太知道怎麼跟父母相處。

我生在一個傳統家庭，父母學歷都不高，胼手胝足地經營一家機車修理店，經濟也不寬裕，卻不曾虧待了我們半分，反而因為吃了沒讀書的苦，想盡辦法給予我們兄妹四人豐富的教育資源，只要打聽到哪裡有好的老師，就送我們去補習。大哥還因此抱怨過媽媽，託人將他送進了嚴厲老師的班級裡，害他每天都被打，媽媽也只是笑笑說：「那是為你好。」

對我也是如此，爸媽或許不了解我的課業內容，也不常和我談心，卻是盡力將能給的都給我了。

依稀記得，是剛升國中的時候吧，我英文單字怎麼都背不好，成績也不太好看。有一次，我又當著全班的面，被老師狠狠刮了一頓，我難過

我們拙於口舌、吝於表達，可是從來不缺少對彼此的關心。

得一路哭喪著臉回家，一進門，媽媽看到我就想問我怎麼了，但我不願多談，頭一扭便進房間。

我就這樣在房裡悶了好一陣子，突然，門被輕輕推開，媽媽端著一盤悉心切好的甜瓜，放到書桌上，對我說：「先吃水果，等下就可以吃飯了。這是今天早上剛在市場買的，很甜。」

媽媽說完就離開了，留下我和那一盤泛著甜香的瓜果，在房間裡靜靜地沉澱自己的情緒。

好一會兒，我伸手插起一塊甜瓜、咬了一口。嗯，真的很甜。

後來媽媽還找了舅舅來開解我，疏導我的心理狀態。她雖然不會明說，但始終關心著我。

這就是我和媽媽的相處模式。

媽媽用心維持家中整潔的環境，每天準備一家六口的三餐，就連我們幾個兄弟姊妹的午餐，也是媽媽天未亮就起床現做的便當。印象中，每次用餐，媽媽總是最後一個開動，第一個離開，等大家陸續放下碗筷，她已重返廚房，為大家切起飯後水果。

「來來來，吃水果。」媽媽吆喝著，大家發出一聲歡呼，跟著媽媽的腳步移向客廳，就在大家開心地爭先恐後吃水果時，我抬起頭，正好看見媽媽的側臉，她在廚房裡奮力刷洗著碗盤，神情專注、毫無埋怨。

我想，台灣大多數的家庭都這樣，尤其是年長一輩的人，我們拙於口舌，吝於表達，可是從來不缺少對彼此的關心。

我和媽媽朝夕相伴都這樣了，更別說忙碌於養家的爸爸。

爸爸一肩扛起家中的經濟重擔，幾乎每天都待在機車店裡，把家裡的一切都託付給媽媽，一心在外打拚，只為了給家人最好的生活。在我的成長過程中，很少跟爸爸說話，偶然四目相對，也只淡淡地問一句：「吃飽了嗎？」彷彿彼此是熟悉的陌生人，可後來我才明白，這句「吃飽了嗎？」是爸爸內心最大的掛念。

一直到很多年後，爸爸年紀大了，卻還是念著：「我養了四個孩子，有三個男生，成長期都很會吃喔！那時候很怕你們會吃不飽，覺得很對不起你們。」

這或許是爸爸在成家立業二十年後，還能下定決心隻身一人到日本做生意的原因。當時我已經上大學，爸爸與朋友合夥到日本做廢五金買賣，爸爸一句日語都不會說，同行的朋友又有事要忙，無法顧上爸爸。在日本一個多月，爸爸人生地不熟，完全是憑著一股傻勁，硬生生將事業做起來。

等到我們兄妹長大成人、結婚生子，爸爸也能放下肩上的重擔，我們卻都忘了怎麼交流情感了。最多是乾乾地問幾句：「吃飽了嗎？」、「吃過了沒？」

媽媽和我的關係倒是近些，我有事也習慣跟媽媽溝通。可就為了我沒考上正式教職一事，媽媽對太太有些誤解。

「你說你花那麼多時間做家事幹嘛？小孩給你老婆照顧啊，你都沒時間念書，怎麼考得上老師？」

「一直當代理怎麼行呢？這樣沒有保障啦，要不然你就不要教書了，專心念幾個月，考到公務員，也比一直當代理老師好！」

「媽！不是這個原因，妳不要管那麼多！」我不耐煩地回道。年輕的我不懂媽媽關心則亂，加上做了一輩子家庭主婦的她，認為太太承擔起全部家務是理所當然的，這不是誰的錯，只是時代觀念差異所致。

幸好太太不計較。和岳父母感情融洽的她，還常常提醒我關心父母、體諒父母永遠放心不下孩子的心情，並且鼓勵我有空多回家看爸爸媽媽。我一開始也不知道要跟爸爸講什麼，兩個人坐在客廳裡看著電視，等待媽媽和太太從廚房端菜出來喊吃飯；到後來，我慢慢跟爸爸聊些時事，累積了不少話題，也觀察爸媽的喜好，發現爸媽退休後買了一塊農地，自己種些蔬菜，吃得健康也有所活動，便投其所好，週末開車載著他們到田裡

陪伴失智症患者，就像帶小孩一樣，是不能「認真」的，
他們的回應或許不是最妥當的，卻是最真實的。

去，一起耕作，忙一個早上後，再一起回家。現在回想起來，其實滿累人的，但那段跟爸媽一起農忙的恬淡時光，至今想來都非常美好。

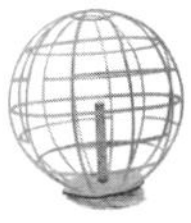

乍聽到媽媽在家裡附近散步迷路，我非常意外。

「啊？怎麼會迷路？」

爸爸說，媽媽一直以來都有散步的習慣，通常半小時到一小時就會回來，但那一天，媽媽遲遲未歸，嚇得爸爸到處找人，費了一番工夫才找到媽媽。

那時，我們對失智症毫無概念，看媽媽身體還算健壯，只以為是正常老化，多注意一點就好。「以後不能讓媽媽一個人出門了。」我和爸爸

說。

可我心裡仍存有疙瘩，回家和太太討論，覺得有必要帶媽媽去醫院檢查。

一旦心裡開始警覺，便會注意到相關資訊，驀然間發現身邊充斥著和失智症有關的新聞，加上同事也和我分享家中失智長者的情形，我們越發不敢輕忽。後來妹妹帶媽媽到大醫院檢查，果然被診斷出輕度至中度的失智症。

其實那一兩年，不只媽媽，爸爸因為年邁，多少有些病痛。我和太太就在考慮，是否要接爸媽過來一起住。為此，即使我們經濟負擔沉重，還是換了一間透天厝，並且堅持在屋內加裝了電梯，就是方便未來可以照顧爸媽。

但沒想到的是，意外永遠比明天還要早來臨。

爸爸先媽媽一步倒下了。

深夜，在醫院的病房中，爸爸好不容易睡著了。看爸爸睽違幾日總算能好好睡上一覺，讓我放心不少，我在病床邊坐下，這已不知道是我待在醫院的第幾夜了。

爸爸因為腹膜炎開刀，術後併發嚴重的感染，住進加護病房，需要有人陪護。我們兄弟之間，每個人家庭、身心狀況不同，最能抽出空到醫院陪伴爸爸的便只有我，對此，我毫無怨言。太太也說：「你有時間，你就去，照顧爸爸是應該的。」

爸爸剛進加護病房不久，我前往探望，卻目睹爸爸被綁在病床上，後來才得知原來爸爸半夜會動手拔去身上的針管，這是會造成生命危險的舉動，因此醫護人員不得不固定他的行動。我了解醫護人員的苦衷，但看見爸爸整個人被綁得動彈不得，睡也睡不好的模樣，讓我感到非常不捨，於是當下便決定，晚上要陪著爸爸在醫院過夜。

不過爸爸當時的狀況的確很不穩定，除了身體的病痛外，他還出現幻聽、幻覺的症狀，一個晚上會起來好幾次，而我只能盡力安撫，幫助他慢慢平靜下來。當時我白天要教課，晚上再趕往醫院，有時候到大半夜也不能休息，一天可能只睡短短幾個小時。

爸爸出院後，我將他接到家中，並請了居服員從旁協助護理。一開始並不順利，爸爸因身體病弱導致情緒不好，有時候還會動手拔除身上的腸造口，將排泄物甩得滿地都是。我告訴居服員沒關係，我來清理，也謝謝他的幫忙，讓我白天還能夠出門上班。我相信，我和爸爸一定能夠度過這一難關。

太太非常體諒，只要她有空，就會分擔照護爸爸的工作，其實她平常要照顧孩子、操持家務，也很疲累，但她仍一點推辭也沒有。

太太告訴我：「你的爸媽真的非常好，你要珍惜爸爸媽媽還在的時候，能有這個機會照顧他們，我很感恩。」

我完全了解太太說出這段話的心情。太太和岳父的感情親密，但在幾

身為陪伴者的我們，唯有靠耐心與包容，還有盡己所能的理解與鼓勵，才能讓他們感到安全、被接納、以及被尊重。

年前岳父就過世了。岳父生病的那段期間，爸媽二話不說來到我家幫忙帶孩子，讓太太得以全心全意照料岳父。

除此之外，長年以來爸爸從不吝於給予我們經濟上的援助，讓太太可以放心擔任家庭主婦，協助我打理家教班，無須為了財務問題，考慮外出打工。每每談到這些，太太都會表達她對爸爸的感謝，一直希望能有機會回報。

在眾人的努力下，爸爸終於康復，回到他與媽媽的家。有未婚的大哥同住，時常關照著爸媽，我沒什麼不放心的。但太太的提醒，和我親眼目睹爸爸所受的病苦，讓我驚覺爸媽雖然還健在，卻免不了衰老病痛，我和他們共度的時光是多麼地有限！也就是這時候，我和太太認真打算與爸媽同住的可能，並著手進行布置。

我們還沒來得及開口，事隔爸爸腹膜炎復原不過一年，他就因騎車摔倒，牽連原有的骨刺問題，一病不起了。爸爸的骨刺沒辦法根治，時好時壞，影響到他的行動與胃口。

「不能再拖下去了，大哥平常也要上班，不如把爸爸接過來吧！我們家附近有一間診所，爸爸要復健也比較方便。」我和太太說。

我們租借了病床，一切都安排妥當，準備要接爸爸來住的前一天，爸爸過世了。我在想，是不是爸爸不願意麻煩我們呢？他本來就不喜歡造成別人的麻煩，這是他一生的行事風格。

爸爸的猝然離世，帶給我很大的打擊，我深刻體會到生命的無常，「有些事，不能等。」這件事推動了我一把，因此在媽媽最需要的時候，我才能夠堅定地站出來承擔。

不只是我，至親親人的離去，對家裡的每個人都造成了衝擊。媽媽自不用說，和爸爸相守了一輩子的她，就算失智，也不會輕易忘記爸爸，當生命中最重要的人不在了，媽媽的失智症狀不可遏止地出現惡化，情緒更加不穩定，常常鬧脾氣，甚至如廁也出現問題。

太太問我：「欸，有沒有可能由你來照顧媽媽？」

這時，弟弟打來了電話，說要與我討論媽媽的照護方式。媽媽主要由大哥和居服員看顧，白天有居服員陪伴，晚上則換大哥接手，讓媽媽不至於無人陪伴。但據我們所知，居服員僅是開電視給媽媽看，推媽媽去公園散心時，也多是放任媽媽呆呆坐在輪椅上，逕自在一旁滑手機。

弟弟覺得這樣下去不行，但我們也能理解，居服員和媽媽沒有感情，很難說能夠做到情感上的交流，或與媽媽進行有意義的互動。況且，這本來就是我們做子女的責任，媽媽是大家的媽媽，失去爸爸後，我們都格外珍惜家人。

於是我們兄妹四個坐下來討論，怎樣才是對媽媽最好的方式？

其實，以媽媽失智症的病況，家裡人全天候貼身照顧，並在日常生活陪伴跟支持，是最好的做法。

當時我已年屆退休，但仍有經濟壓力，可是在太太的鼓勵下，我委婉地提出建議：「哥哥也照顧媽媽一陣子了，是不是休息一下，換我來照顧？」我也補充道，假如弟弟和妹妹願意放下工作來照顧媽媽，我也很高興。

所幸我的提議，得到了眾人的支持。我也直白地說，希望能從爸爸留下的現金中，多少貼補我一些費用。我不得不考慮到現實面。此後，我毅然決然放棄退休金，投入全職照護媽媽的生活。

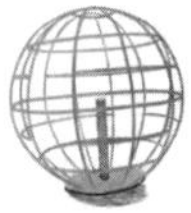

我與大哥說好，讓媽媽繼續留在她最熟悉的環境，白天我會過來，全權負責媽媽的就醫、用藥，和身心互動，晚上我回家後，則請大哥繼續看顧媽媽。

媽媽在廚房忙碌的身影，以及她端出來一道道香氣撲鼻的美味料理，是我們不可磨滅的寶貴回憶。

日常我需要為媽媽準備早、午餐，督促她服藥，並陪著她去運動、參加課程多接觸人群，讓她維持身體協調和認知能力。看似簡單的小事，但實際執行起來可真不容易。因為失智症的影響，媽媽的心智年齡退化得像小孩子一樣，不太講理，餵藥便是一項大工程。

「拜託！妳是在幹什麼啦！」嘩啦一陣水聲，媽媽居然直接把藥吐在地上！驚愕之餘，我也有些動怒了：「之前吐在我身上就算了，都過那麼久了，妳怎麼還這樣！」

「可是藥很苦啊！」面對我的怒氣，媽媽也氣呼呼地，卻又夾帶一絲委屈：「我就不要吃，為什麼你一定要逼我！」聽她那麼說，我更是難以克制自己的脾氣：「妳以為我喜歡逼妳吃藥嗎？還不是為妳好！」我們倆就這樣怒目相視好一會，接著，媽媽頭一扭走掉了，一屁股坐到沙發上，看都不看我一眼。

過了許久，待她靜下來，我也調整好自己後，說道：「媽好了啦，我不是故意要跟妳生氣的，我們和好嘛！」我看著她那副餘怒未消、彷彿被欺負的模樣，讓我又好氣、又好笑、又心疼。

不僅如此，媽媽因為白內障需要點眼藥水，心情好時她會乖乖接受，心情不好，又是百般抗拒，叨念著：「幹嘛要點這個？無聊！」無論勸說過多少次這是為了治療她的眼睛，等到下回點藥時間，她又忘得一乾二淨，故態復萌。

同樣的情況反覆上演，我不由自主地感到挫敗和惱怒，覺得我都那麼辛苦、犧牲那麼多了，媽媽為什麼不領情呢？但一想到她失智了，已不是從前的她，就又懊悔自己沒能更加包容她，我明明知道她不是存心要跟我們「槓」，她只是生病了，無法理解何謂「良藥苦口」。至此，也只能放下情緒，耐著性子慢慢引導。

「我為什麼要吃這個藥？」一天，媽媽又不肯服藥了。

我先深呼吸幾次，然後溫和地向她說明：「媽，這是血壓藥啊！每天吃這個藥就是幫助妳，血壓不會太高。妳如果不吃，血壓控制不住，半夜身體不舒服，大哥還要帶妳去醫院掛急診。」

「……好啦好啦，我吃。」媽媽似懂非懂，但聽我「曉以大義」久了，還是會乖乖就範。我不禁苦中作樂地想，從前都是媽媽在管我、對我碎碎念，現在輪到我來管媽媽了！

我並不後悔放下自己的工作跟福利，全職照顧母親，只是心中仍免不了會出現疑惑的聲音，尤其媽媽的狀況時有起伏，有時光是天氣變化，她的情緒跟狀態就會受到影響。我不禁會想，我來照顧是對的嗎？會不會專業的居服員照顧得更好呢？

但是另一方面，我也很感激在我人生跑了那麼一大段路後，仍有機會繼續陪伴媽媽。太太將家裡整理得井井有條、孩子也都很懂事，讓我可以毫無後顧之憂，跟媽媽一同走上這條未必輕鬆卻意義非凡的道路。因此，即使辛苦、也時有不安與困惑，我還是堅持著，每天早上八點半回到老家，與媽媽開始新的一天。

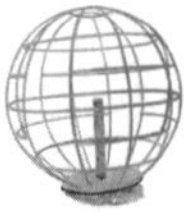

全日陪伴媽媽好長一段日子後，我總算慢慢摸出一點訣竅了；媽媽雖然很愛鬧情緒，有時甚至很不合作、弄得我也一肚子氣，但後來我意會到，其實陪伴失智症患者，就像帶小孩一樣，是不能認真的，他們的回應或許不是最妥當的，卻是最真實的。身為陪伴者的我們，唯有靠耐心與包容，還有盡己所能的理解與鼓勵，才能讓他們感到安全、被接納、以及被尊重。

比方說運動，因為媽媽稍胖，一動就很容易喘，這也讓她下意識不喜歡運動。一開始我也很苦惱，後來我決定自己先做給她看，跑個五分鐘、

我期盼媽媽走到生命盡頭的那一刻，
沒有痛苦，也沒有恐懼。

十分鐘，邊跑邊跟她開玩笑：「媽我跑很久了耶，妳要不要跟我一起跑跑看？」或許是感到好玩，也有點不好意思吧，媽媽也跟著我一起動起來，雖然只是一點點小進步，但我已經相當滿足。

而日常在家中，媽媽不僅會忘記吃飯，對常見事物的認知度也比從前下降許多。

「不要吃了啦！」媽媽急切地頻頻大喊：「那都焦掉了！不能吃了啦！」

聽媽媽這般焦急的呼喊，不知情的人可能真的會以為，我要把燒焦的東西吃下肚了。

看她這麼緊張，我不禁好笑起來：「媽，沒事啦，這是芝麻。」我舀起一勺濃郁的黑芝麻糊，在她眼前緩緩傾斜，流淌入碗中：「這本來就是黑色的，妳看，不信喔？不然我吃給妳看。」語畢，我挖了一大勺就往嘴裡送，還故意吃得津津有味，而媽媽震驚地瞪大雙眼，不可置信地看著我。

「好吃呢！妳也吃一點嘛！」我勸媽媽一起享用，媽媽連連搖頭，但禁不住我的勸說，總算勉強嚐了兩口。

「好不好吃？」我笑瞇瞇地看著媽媽，她沒回應我，只是又接連吃了幾口。

「唉，這種東西，怎麼弄得黑黑的，跟燒焦了一樣。」媽媽嘴裡碎念著，但興味盎然的表情出賣了她，我也不回嘴，只是微笑看著她。

我總是盡量提醒自己，要把她視為一個直率的孩子，如果遇到她不敢、不願意進行的事情，我就會率先做給她看，讓她知道這並不難、不可怕，而且，我會一直陪著她。

隨著一切漸入佳境，我們也逐漸更能享受彼此陪伴的時光；其實在失智前，媽媽很喜歡到公園散步，跟周遭鄰居聊天。醫生也建議我們可以陪伴她繼續與外界接觸，以維持她的活動量跟社交來刺激腦部，所以我們都會預留時間，陪著媽媽到公園去。

後來我才明白散步這件事對於媽媽、甚至對我來說有多重要。在公園裡跟別人說說笑笑的媽媽，有那麼幾個瞬間，看起來就跟生病前一模一樣，更重要的是，她看起來好快樂，好幸福。

我想為媽媽創造更多幸福的瞬間，只要時間允許，我便會開車帶媽媽去探望她一位住在嘉義的朋友。雖然，媽媽已經無法像過去一樣跟朋友天南地北地聊，僅能進行一些簡單的問候，但在一旁的我看得出來，即使只是短短說幾句話，或者一起回想上一餐吃什麼，都能為媽媽帶來平靜與溫暖。

我們也鼓勵媽媽在日常生活中繼續做過去她所擅長的事情；媽媽是很愛乾淨的人，從小到大，我們每天都會看到她勤快地清掃家裡。我試著給媽媽掃把跟畚箕，帶她自行整理環境，起初我只是想透過家常事務，喚醒她的身體記憶，但媽媽做得一絲不苟，掃地、拖地、倒垃圾、收拾，每個環節都做得很確實。

另一項媽媽熟悉的事則是烹飪，在我們的成長過程中，媽媽在廚房忙碌的身影，以及她端出來一道道香氣撲鼻的美味料理，是我們不可磨滅的寶貴回憶。

考量到安全，我們不敢全然放手，而是陪著媽媽從備料開始，慢慢地從最簡單的挑菜、洗菜，然後小心使用刨刀、水果刀，再到嘗試使用瓦斯爐，一步一步，將完成一道菜的料理步驟拼湊完整。

在整個過程中，我比媽媽還要緊張，總擔心她會弄傷自己。但媽媽很努力想做好，感動之餘，我也意會到，自己需要更信任媽媽、給予她更多空間。當媽媽順利完成時，我會把握機會用力讚美她，媽媽這時會帶點羞赧、笑彎了眼睛。

回想起大半年前，媽媽情緒波動極大，因生活自理出現困難而陷入低潮，對比現在媽媽的進步，我既欣慰、又為她感到自豪。每每看著媽媽

過去的記憶，可能已如流沙逝於掌心，不可追矣，但我們仍可以把握新的一天，好好珍惜，創造新的回憶，即使記不得，也沒關係。

行動越發俐落，我好似又回到了過去——我仍是稚嫩孩童，而媽媽幹練如舊、開朗如舊的時光。

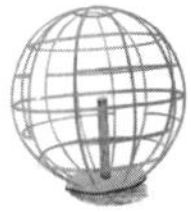

我一直在想，我這一輩子可以給媽媽的是什麼？

媽媽也不缺錢，缺的或許就是子女的陪伴。從前太太就一再地提醒我，照顧爸媽要用心，不僅是因為我和太太學習了佛法，師長教導我們要孝順；更因為這是做人的根本，是我們應該要做的事。

我不希望我對媽媽只有生理上的照顧。這些日子以來，我不斷地思考，死亡是不可避免的，佛法不只有勸人向善，很多方面，是引領我們面對生命的本質，那我有沒有辦法在這方面幫助媽媽呢？我期盼媽媽走到生命盡頭的那一刻，沒有痛苦，也沒有恐懼。

因此，當住家附近開設了長青廣論班，我和太太決定帶媽媽去上課。長青班是專為長者們開設的班級，課程進度並不緊湊，媽媽還能藉由參與課程，多與人交流，延緩失智症。但媽媽總有許多耐不住性子的時候，從家裡到長青班教室的距離不過十分鐘的腳程，怕熱的她走沒一會兒就開始抱怨。

「為什麼要用走的？」

「好遠！還有多久？」

我連忙哄她：「快到了！加油！」途中經過便利商店，我帶媽媽進店裡稍作休息，我會為她買她最愛的養樂多，再拿出事先預備好的濕毛巾讓她擦臉、小扇子替她搧風，這才讓她笑逐顏開，也願意繼續前行。

然而上課才是大考驗。媽媽冷不防就會在課堂上大聲說：「還要坐多久啊？」、「什麼時候可以走？」讓我實在好尷尬！這時我就會小小聲在她耳邊說：「人家班長還在講話呢，我們要尊重班長，聽完人家說話，好不好？」媽媽這才不再埋怨。

感謝同學與義工們都很包容，對我們示以善意的笑容。

帶媽媽念誦《心經》也是出自於相同的原因，除刺激媽媽的腦部活動，《心經》念著念著都會讓心情平靜下來。

「媽媽，我們今天來念《心經》喔！」通常我念一句，媽媽會跟著我念一句。「般若、波羅、蜜多、心經、觀自在菩薩……」

一段時間下來，我跟媽媽可以不間斷地念完三分之一的《心經》。

「哇，媽媽妳好棒，妳已經會背了。」我說：「我們一起來背吧！」同時，我也在心底迴向給媽媽，業病障悉消除，身心得安康。

媽媽偶爾會表現出不耐煩，「背這個要幹嘛？」

我已經很清楚要怎麼應對媽媽，笑嘻嘻地跟她說：「一起來背嘛，妳會變聰明，而且會有福報喔！」

「福報是什麼？」媽媽有次還天真地問我。

我就告訴她，福報有很多種，會更快樂、更平安、或者會有很多開心的小事發生。「像我們出去馬上就找到停車位，那也是一種福報喔！」

媽媽聽了很高興，便會跟著我繼續背誦。

太太看到媽媽的狀況不錯，便提議我為媽媽報名「讀經會考」，這是一個背誦經典的比賽，媽媽其實無法背完全部，但意義重在參與，而非得獎。我們也將去參加比賽，當作是帶媽媽外出遊玩。

反倒是媽媽很緊張，連連說：「我沒有啦！我沒有要背！」到了報到會場也不肯進去。我盡力安撫：「沒事啦，媽，我們只是進去看看就好。」才哄得母親進入會場。

一進去，就有一位師姐主動跟我們打招呼，她因知曉媽媽的情況，熱心地表示要當媽媽的主考官，過程中也不斷地鼓勵媽媽。雖然媽媽還是沒有背完，但師姐稱讚媽媽精神難能可貴，還是頒給媽媽一張證書。

縱使遲疑、不安、甚至懊悔過，但為了愛要及時、不留遺憾，
做下這個決定、並行走至今，真是對極了。

這對我們是很大的鼓舞，我們由衷感謝。

我領悟到，雖然過去的記憶，可能已如流沙逝於掌心，不可追矣，但我們仍可以把握新的一天，好好珍惜，創造新的回憶，即使記不得，也沒關係，這些回憶就像畫筆一樣，一筆一筆畫在紙上，就算被擦掉，仍會有痕跡，或好或壞，都會停留在媽媽心裡，而我要做的，就是讓媽媽心中布滿美好的痕跡，縱使記不清楚，伴隨而來的溫暖，也會持續與媽媽同行。

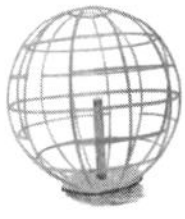

匡啷匡啷！不過是一個錯眼，媽媽就把掛著的湯勺都通通弄掉了。我趕緊幫著把湯勺都掛回去，媽媽的臉泛紅，仍固執地拿起刨刀。

「媽，這我來吧？」邊說，我邊想接過刨刀，但媽媽執拗地推開我的

手。

「我來就好。」媽媽粗聲粗氣地說，開始削起地瓜，擔心她弄傷自己、卻又幫不上忙的我，只能在一旁守候著。

所幸媽媽動作雖然慢，卻很準確，一顆顆地瓜削得乾淨光亮、沒有一點殘留。接著，她拿起小刀，小心翼翼地將地瓜切塊，神情專注，就好像熱衷於實驗的科學家一般。切畢，媽媽抬起頭來，露出得意的表情：「你看，切得不錯吧？」

「很好啊，比我切的還漂亮。」我拍拍手，看著她一臉得意洋洋，我不禁覺得好笑：「來，隨堂考試！」我故意換上一張嚴肅的臉，冷不防地問她：「我是誰？」

「你是圓銘啊！」

「圓銘是誰？」

媽媽正要回答，卻好像突然忘記答案一般，她半張著嘴，遲遲沒有說話，就這樣愣了半晌，片段的空白，也在我心裡壓上一塊小石頭。

「沒有關係。」我強打精神，仍給媽媽一個笑容：「來，我是圓銘，是妳的兒子喔，要記得喔！」

媽媽不言語，只是轉過身去，繼續料理地瓜。我也不再說話，靜靜陪伴她，看著她專心料理的側臉，有點陌生，卻又如此熟悉。

熱騰騰的地瓜湯煮好了，媽媽還是堅持親力親為，端著鍋子上桌。「好了好了！趕快來吃！」媽媽吆喝著，太太與孩子們也開心地蜂擁而至，我卻有如棒喝一般，猛一抬頭，同樣這句話，在幾十年前，媽媽也是這樣呼喚我們。我注視著媽媽，那短短幾秒時，她又回到我童年記憶中那般，勤勞、熱情，而且眼中只有她的家人。

突然，我又有點調皮地問她：「來，考考妳，我是誰？」

「你是圓銘啊。」媽媽看起來一派輕鬆，好像我問了一個「送分題」似地，我還沒開口，媽媽立刻搶白說：「是我的兒子，對不對？」

聽到媽媽這麼說，我一時竟不知如何反應，我轉過頭，迎向太太的目光，只見她面帶微笑、眼中盛滿歡喜之情。我拍拍媽媽的手：「對，答對了。」我意識到，縱使遲疑、不安、甚至懊悔過，但為了愛要及時、不留遺憾，做下這個決定、並行走至今，真是對極了。

媽媽親自盛了一碗地瓜湯給我，「你也要吃！」

就在我接過碗的那瞬間，熟悉的感覺再度湧現，過往種種在我腦中倒帶播出，我有好多話想說，卻不知道該從何說起，最終，我仍將千言萬語留在心中，只化為一個微笑、一個短短的字。

「好。」

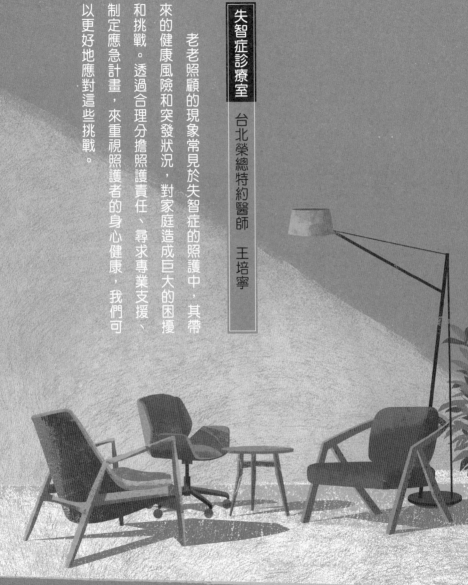

失智症診療室

台北榮總特約醫師　王培寧

老老照顧的現象常見於失智症的照護中，其帶來的健康風險和突發狀況，對家庭造成巨大的困擾和挑戰。透過合理分擔照護責任、尋求專業支援、制定應急計畫，來重視照護者的身心健康，我們可以更好地應對這些挑戰。

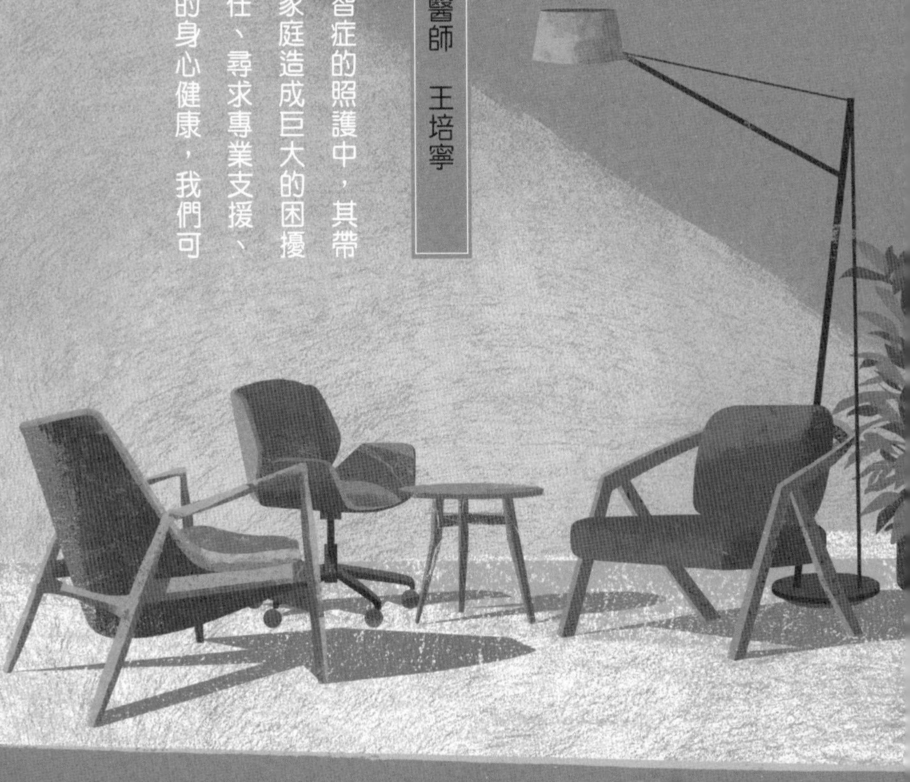

一、老老照護的現象

在失智症照護的家庭中，「老老照護」現象十分常見，即年邁的配偶或同齡家人照顧失智症患者。這種情況下，照顧者本身也可能面臨身體衰退、健康問題及心理壓力，對於長期、繁重的照護工作感到力不從心。

二、照護者的健康風險

1. 身體勞累與健康問題：

長期的體力消耗和繁重的照護工作，使照顧者的身體勞累，而對健康造成極大負擔。

2. 心理壓力與精神負擔：

照顧失智症患者需要極大的耐心和情感投入，照護者常常面臨巨大的心理壓力。這些壓力來自於患者的情緒波動、不配合，以及照顧工作的持續性。

三、長期陪伴者倒下後的影響

1. 失智症患者的生活常規改變：

當長期陪伴者無法繼續照顧時，失智症患者的生活常規會改變，導致症狀急劇惡化。如同文中圓銘母親在伴侶去世後，情緒變得更加不穩定，失智症狀迅速惡化。

2. 家庭成員的慌亂與無措：

陪伴者突然離世，使其他家庭成員陷入混亂，由於沒有足夠的心理準備和照護知識來應對失智症患者的需求，導致手足無措。如文中圓銘和兄弟姊妹在父親去世後，面臨母親情況急轉直下的困境。

四、日常生活協助的挑戰與策略

1. 監督服藥與點眼藥水：

失智症患者常常會抗拒服藥和接受醫療護理，文章中，圓銘的母親因為藥物苦澀而拒絕服藥，甚至直接吐出藥物，讓圓銘感到無奈和氣餒。除了以患者角度，強調疾病對患者身體的影響，說明其重要性，來說服他關於服藥的問題以外，可以嘗試改變給予藥物的方式，例如將藥物混入食物中，減少苦味帶來的不適感。也可與醫生討論，是否有其他服藥方法，或更換比較不苦藥物的可能性，以減輕患者的抵抗情緒。

2. 陪同運動與上課：

為了維持失智症患者的身體協調和認知能力，照護者需要陪同他們進行運動和參加課程。然而，這些活動可能會因患者的情緒波動而變得困難。在陪同運動和參加各項課程時，應根據失智症患者的情緒和身體狀況靈活調整計畫。適當的休息和鼓勵，能夠幫助患者更好地參與活動，減少他們不耐煩的情緒。

媽媽的記憶橡皮擦

莊金連 文／嚴云岑

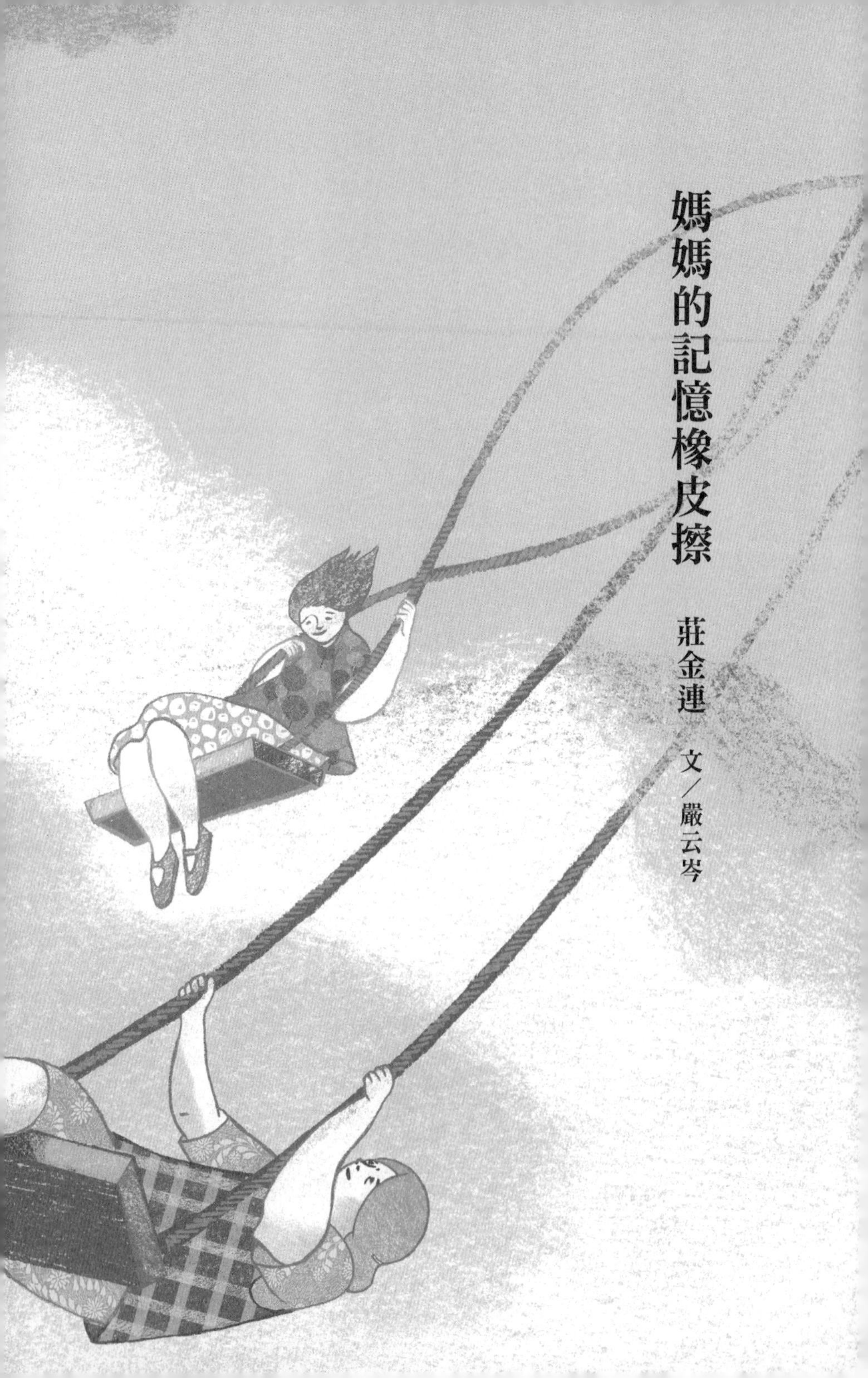

【生命真正的歸宿】

能發心趣向大乘的人，會令佛菩薩的心無限地喜悅，因為這是所有生命真正的歸宿。必須捨己為人，為很多人效命，自己的生命才能夠得到真正的昇華，才能夠擺脫痛苦的困境，也同時撐持了天上人間最美的教法。

《希望・新生》四季法語344

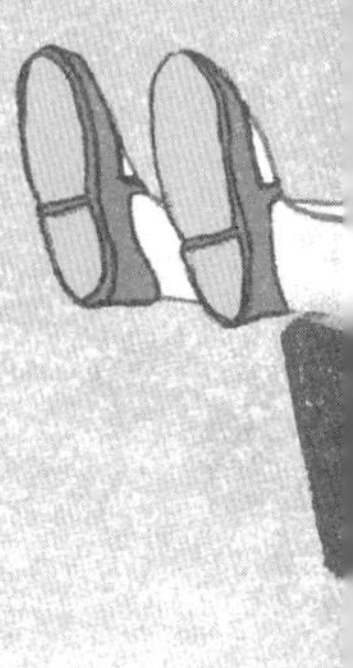

在我後來遇到困難，甚至是自我懷疑時，不斷地告訴自己，這是我和爸爸的約定，我一定要做到。

我最後一次和爸爸說話是在加護病房，那是他跌倒住院的第十來天。醫生說，爸爸的病況越來越不樂觀，要我們做好心理準備。

其實我已經有預感了，每次來醫院探望爸爸，握著他的手，總感受到生命正一點一滴地流逝，但他又寧願飽受肉體煎熬，頑強地堅守在軀殼裡，醫生每次來查房，看到生命數值與病人狀態時，也覺得不可思議。

我從小與爸爸感情親厚，看著原本樂觀幽默、最會逗我笑的爸爸，毫無生氣地躺在病床上，靠著各種管線維持生命，覺得不捨又難過。媽媽也守在醫院好幾天了，把握每一個探病的時間，生怕錯過了就會少見爸爸一面。

自從孩子們長大離家後，他們總是如此，相互依靠著彼此。

我知道爸爸心有罣礙，讓他無法安心離開。但這樣下去，對於日復一日看他衰頹，卻無能為力的媽媽，無疑是種慢性折磨。我幫爸爸掖了掖原本就十分平整的被角，聽著生命維持器的「滴——滴——」聲，每一個響音都高亢而平穩，與床上了無生氣的爸爸形成強烈對比。過了許久，我終於鼓起勇氣在爸爸耳邊輕聲道：「爸，如果你真的撐不下去了，就跟著佛菩薩一起走吧，你放心，我會代替你照顧媽媽。」昏迷中的爸爸，竟流下淚，嘴角微微顫抖一下，很像是在回應我。

說完這句話，我忍不住掉下淚來。雙眼失神的媽媽立刻有所警覺地看向我，她露出我從小最害怕的犀利神情，問道：「妳哭什麼？」

「沒什麼。」我吸了吸鼻子站起，探病時間也差不多到了，我扶著媽媽走出加護病房，離開前，我轉頭再看了爸爸一眼，那是我見到他的最後一面。

隔天爸爸就走了，我相信他聽到了我說的話。爸爸跟著菩薩去了無病痛的地方，而我也將遵守我和爸爸的承諾，在我後來遇到困難，甚至是自我懷疑時，不斷地告訴自己，這是我和爸爸的約定，我一定要做到。

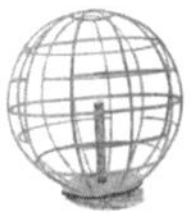

我跟媽媽的關係很微妙。

我高中就到台北半工半讀，期間鮮少回家，後來爸媽搬回雲林老家生活，而我婚後定居新竹，僅在逢年過節時回去探望兩老。雖然我和媽媽當了幾十年的母女，但我們關係其實並不親近。我還因為童年的印象，有點怕她。

我在六個小孩中排行老四，有個哥哥，其他都是姊妹。小時候爸爸是白臉，媽媽是黑臉，每當我們不守規矩時，她會先沉著一張臉，接著低吼：「給我去旁邊罰站！」還記得有天回家，我跟妹妹因為沒有把便當盒洗乾淨，被媽媽罰站在廚房門口。剛回家的爸爸看到我們愁眉苦臉的樣子，馬上去巷口買了我們最愛吃的陽春麵，刻意在我們面前吃了起來。

「要不要吃啊？」爸爸一邊說，一邊夾了一根吸滿湯汁的麵條，在我和妹妹面前擺盪。我上了一天課，肚子早已餓得咕咕叫，正想伸出舌頭將麵條捲走時，被灶台前的媽媽一瞪，嚇得立即又縮了回去。爸爸見狀便笑說：「唉唷，金連是不是站太久了，身體僵硬，無法控制了。沒關係，這碗麵爸爸幫妳吃。」接著，他轉向媽媽，大口地吃起麵條來，甚至還問媽媽：「女兒被妳罰得沒辦法吃麵，要不妳來一點？」

雖然媽媽還是板著一張臉，眼角卻透露出些許笑意。每當這時候，我們就知道警報解除。爸爸的幽默感是家庭關係最好的潤滑劑。

但這樣的好爸爸，依然沒有脫離傳統觀念的束縛。

小時候，他與媽媽會把所有好的東西，偷偷藏起來留給哥哥，就連辛苦攢下來的房子和土地，也早早地過戶到哥哥的名下，只在離世前交代哥哥，要將現金分給我們幾個姊妹。

但哥哥並沒有做到平分，只意思意思給了我們一些錢，為此兄妹間難

我也是個做母親的人，我能體會、也感謝那份母親的心，
只想要把握有限的時光，創造更多和媽媽的回憶。

免留下了齟齬，但或許是長年受到父母態度影響所致，加上媽媽還在，我們捨不得讓她眼睜睜看著我們兄妹不合，也不願多跟哥哥計較。就像小時候一樣，只要我們姊妹相互依靠，那些重男輕女的不平衡，就沒有那麼難受了。

送走爸爸後，想到媽媽辛苦了大半輩子，我卻沒有好好跟她相處過，便主動跟哥哥說，要將媽媽接來住。

哥哥不置可否，作為兒子，他不想分財產給姊妹，卻也沒有要推卸照顧老人的責任，甚至對我的所作所為，哥哥心裡還有些防備，深怕我的「孝順」是為了跟他爭財產。但我只覺得爸爸走了，我該做點什麼，我也是個做母親的人，我能體會、也感謝那份母親的心，只想要把握有限的時光，創造更多和媽媽的回憶。

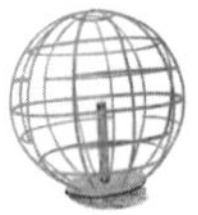

我跟媽媽太久沒住在一起了，導致剛和媽媽相處不久，便起了衝突。

媽媽是個很傳統的家庭婦女，加之家境窮困，養成她務實又剛強的性格，就算家裡經濟轉好了，她也是每天這裡擦、那裡抹，一心撲在家中，沒有發展出任何個人興趣。不似在雲林鄉下，還能到地裡做些農活，住進我家沒多久，媽媽就嫌無聊了。

「我在妳這裡都不自由，我要回南部去！」媽媽一直覺得自己被「關起來」，好幾次她都自己跑出去逛，我忙著工作，又怕她寂寞，想盡辦法帶她接觸新事物，那陣子真的是蠟燭兩頭燒。當時我的朋友是手作老師，同樣熱愛文創、手作的我，時不時會被朋友拉著一起去當助手，做羊毛氈、種多肉植物、玩拼布體驗，並炒熱現場的氣氛。好幾次，我想著媽媽可以藉由上課認識朋友，便替她報名，帶她去上課。

我拿出先前做的拼布作品，對著正在收拾東西的媽媽說：「明天早上九點社區有老師來教課，我們一起去上課吧。」

她停下手中的動作抬頭看我，質疑：「這要多少錢？」

「不用錢啦！」我含糊帶過，「只是請老師多準備一份材料而已。妳在家待著沒事，可以去玩玩看，認識新朋友也好。」

「做這個要幹嘛？可以賺錢嗎？」媽媽繼續問。

從以前媽媽就是這樣，強勢又嚴厲，連爸爸都要讓她三分。我知道再這樣下去可能沒完沒了，於是跟她說：「是沒賺錢，但很好玩啦，而且可以做一些包包、杯墊等等的，好看又實用。」

雖然隔天媽媽還是跟我去上課了，但她一邊摸布，一邊嘀咕：「做這個到底有什麼用？」受不了媽媽嫌東嫌西，一兩次後，我也不再勉強她了。

不知道是不是我的錯覺，還是我不夠了解媽媽？朝夕相處下，我發現媽媽有一點怪怪的。

住家社區隔壁是美髮院，我常趁工作空檔帶媽媽去洗個頭、做個腳底按摩，花點小錢讓媽媽享受一番。每次她頂著吹得蓬鬆的頭髮回家，我都會稱讚她：「好漂亮欸！」媽媽也很開心，總是對著鏡子偷笑。

媽媽生性勤儉，每次給人洗頭，她一定會撐個兩天才罷休，但有一天晚上，我帶她進浴室，正準備將她換下來的衣物拿去清洗時，卻看她舀了一瓢水，往吹得蓬鬆的頭髮上淋。

「媽，妳早上不是才給人家洗過頭？」我吃驚問道。「早上隔壁阿姨幫妳洗的啊，還幫妳吹得很漂亮，妳回家我說妳好看，妳還對著鏡子笑得很歡喜。」

「有嗎？」媽媽一邊回答，動作卻沒停下，轉瞬間，蓬鬆的頭髮已盡數淋濕，一縷縷貼著頭皮。我嘆了口氣，為媽媽抹上洗髮精，搓揉著，心

失智症讓從前那個強大的媽媽，變得像個孩子了。

想：「可能媽不喜歡今天阿姨吹的髮型，才想要再洗一次。」沒想到幾天後又發生了同樣的情況。

「妳先洗，然後不要洗頭喔！」我離開浴室前，刻意叮囑。

「我已經洗過頭了？」媽媽的疑問很真誠，看向我的眼神也透出疑惑，清澈得讓我意識到，媽媽似乎是「真的」不知道。

「有啦！」我指著鏡子中的媽媽，對她說道：「妳看！去美髮院吹過的頭髮，才會這樣又鬈又蓬。」

「這樣啊！但我怎麼沒印象？」

我越想越不對勁，安頓好媽媽後，我打了哥哥家的電話：「有關媽的事情，想跟你討論一下。」

電話那頭的哥哥還沉默著，我緊接著說道：「媽好像生病了，我們需要帶她去看醫生。」

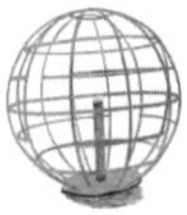

診間裡聽著醫生的說明，我的情緒沒有太大的起伏，或許是心裡早有預料了吧。

「阿姨現在處在失智症初期，這是一種只會不斷退化的腦部疾病，現在可能只是忘記一些小事，隨著病情惡化，可能連你們都不記得，家屬要儘早做好準備。」醫生指著電腦斷層照片解釋。

回想這幾個月以來的相處：媽媽的失智，好像早有徵兆。

媽媽不喜歡參加她認為不能賺錢的手作課程，卻很喜歡戶外行程。我週末經常帶著媽媽到處遊玩，十八尖山、清大梅園、南寮漁港都去過了。

出遊時，如果有人送她一顆糖果，或者其他什麼小禮物，她就會直接收進外套口袋裡，守得緊緊的，不讓人碰。我想拿外套去洗，打算掏出口袋裡的東西，媽媽看到大叫：「這我的！妳不能拿。」

我滿頭霧水地說：「我沒有要拿，我把口袋裡的糖果取出來給妳，把外套丟到洗衣機裡洗，好不好？」

媽媽固執地緊抓外套重複道：「這我的！妳不要拿！」

我是開托兒所的，學齡前的小朋友正值占有欲意識抬頭，經常會出現「護食」或「護物」等行為。我看著媽媽的舉動，心想：「人家說老人跟小孩一樣，果真所言不假。」對於堅持的小朋友，我通常先安撫，再請他們將東西擺在肉眼可及之處，降低不安感。於是，我對媽媽說：「我知道這是妳的，我們改放在床頭邊這裡好不好？」

媽媽抓著衣服直搖頭，手反而把口袋捏得更緊了。我一時沒轍，只能順著她的意。那天半夜，我發現媽媽睡一睡會突然起來，檢查糖果有沒有在口袋裡，可是過沒幾天，她就不知道藏到哪裡，問她她也不記得了。

直到現在我才知道，原來是失智症讓從前那個強大的媽媽，變得像個孩子了。

在媽媽確診失智後，哥哥就帶她回家裡照顧了，亦是履行他作為長子應盡的責任。哥哥有這份心，我自然很高興，剛好那一陣子我家裡出了些狀況，有點分身乏術，於是便將媽媽全然託付給哥哥。沒想到再次見到媽媽，卻是看到她一臉苦悶、嘴角下垂，整個人縮在客廳角落的椅子上，變得好小、好小，而且感覺很不快樂。

「媽怎麼變這樣？」我忍不住問道。

「每次要媽做什麼都不配合，像是吃飯就吃幾口，半個小時後又說我們不給她飯吃，晚上喊她洗澡也不好好洗。東西都亂丟、亂藏，要不然就什麼都要帶在身上。還有，妳可以叫媽不要再亂跑了嗎？我不想上班還要接到警察局的電話，真的很累。」一句簡單的問題，換來一連串抱怨。

我聽了有點不舒服，但也不好意思多說什麼，嘴上雖然回應：「哥、嫂嫂，你們辛苦了。」內心卻對哥哥有一些怨懟。

帶著媽媽生活的決定，我是從來沒有過後悔的。

我知道照顧老人本就是件吃力不討好的事，媽媽過去又過慣了雲林鄉下生活，習慣了當家作主，她身體健康的時候，還很有自己的想法、說一不二，現在生病了，只會更難溝通，需要多一點耐心。

媽媽老了，不得已搬來新竹與我和哥哥同住，在不熟悉的環境裡，能夠依靠的只有我跟哥哥，因此在我家，我盡量給予媽媽最大的自由。而嫂嫂個性強勢，自有一套規矩，如果連哥哥都沒能耐心地對待媽媽，久而久之，媽媽會變得畏縮、不自然。

我心想：媽媽從小可是最疼你的，有什麼好東西，第一時間都留給你，連房子都給你了。怎麼你才照顧沒多久，人怎麼就變這樣了？

我深深嘆出一口氣，以平靜的語調說：「媽在我家的時候也會這樣，不過因為我是在家工作，有比較多的時間陪她。你們都要外出上班，還是要請個看護幫忙分擔照顧工作，這樣你們也不會這麼累，不用一直去哄她。」

聽完我這番話，嫂嫂的臉色更沉了。哥哥感覺也不太開心，他拋出關鍵的疑問：「那看護的費用呢？誰要出？」

我聽到這句話，心中的火氣也上來了。哥哥在爸爸離世時，占盡了所有好處，連爸爸在世時交代要分給我們姊妹的錢，也不肯完全拿出來。長子應盡的責任呢？真的需要你負起責任了，滿腦子又只有錢、錢、錢。雖然我很想說看護費用大家一起出，但總覺得在說出口前，還是得先跟姊妹們商量過。

就在溝通僵持不下的時候，媽媽的聲音打破了僵局。

「金連啊，我想吃蘋果啦，他們都會管我，這個不行碰、那個不能吃，妳帶我回家好不好？」聽到媽媽的哀求，我心中一酸，差點落下淚來。

但當時的我仍陷於困境中，實在沒有心力馬上把媽媽接回家。安撫好媽媽，騎車返家的路上，我只有一個想法：「我要盡快把自己安頓好，才能和哥哥一起照顧媽媽。」

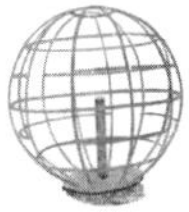

對於帶著媽媽生活的決定，我是從來沒有過後悔的。

我開始跟哥哥輪流照顧媽媽時，曾聽旁人耳語：「是因為金連離婚沒有家庭，才有辦法這麼做。」對於這點我不同意，就算沒有離婚，我也會這麼做，就看自己要不要承擔而已。

離婚是我主動提起的，原因是前夫外遇。我從小窮怕了，對於賺錢看得比較重，白天開幼兒園，晚上又要看顧女兒，週末也會去陪公婆。先生是浪漫的人，經常找我出去吃飯、旅遊，但一心只想賺錢的我卻一概拒絕。

後來，他就有了新對象。

我的公婆很疼我，所以我一直撐到他們過世，才跟前夫提離婚。當然，為了讓女兒有個完整的家庭，我也曾經選擇隱忍，直到外遇對象頻頻干涉我的生活，前夫也沒有太多作為時，我才鐵了心分手。

我經過多年打拚，經濟能力還算不錯。談判時我只跟前夫說：「過去那些我都不跟你計較，只要給我一百萬，還有讓女兒在十八歲前都跟著我。」他聽了，沒猶豫多久就決定簽字了。

可是進入叛逆期的女兒十分不諒解，在我糾正她行為時，對我大吼：「妳自己都跟爸爸離婚了，憑什麼管我！」我聽了也很難過。從小在媽媽嚴格的管教中長大，我也承襲了這種「嚴厲的愛」的教養方式，加上我是靠自己苦過來的，我覺得不能太保護小孩，需要讓她在跌倒中學習，找到對的方向，更懂得獨立自主的重要性。

「媽媽也想給妳一個完整的童年，希望妳快樂。但我也是第一次當媽

親人間的愛，比什麼都重要。

媽，我也在學習如何當一位好媽媽。」

經歷多次溝通，女兒慢慢能夠體會我的苦衷，我也盡力做女兒的榜樣，像是再苦再累，仍然接媽媽一起生活這件事，便是我身體力行告訴女兒，親人間的愛，比什麼都重要。後來，我能感受到女兒有所成長，在我分身乏術的時候，學著照顧自己、打理生活，面對外婆失智後期，開始不受控制便溺、尖叫的那段日子，住在同個屋簷下的她感到有所不便，卻從不抱怨。

我常跟女兒說，失智的老人跟孩子很像，只是孩子的能力會隨著學習越來越強，老人則是越來越弱，直到生命消逝的那一天。而失智症患者的腦海中還加上了一塊橡皮擦，身體機能削弱的同時，橡皮擦也帶走了她的認知能力、情緒控制，還有，那些關於我們的回憶。

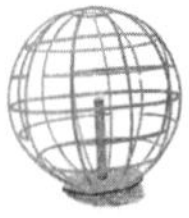

隨著媽媽失智症漸漸惡化，她遺忘的速度變得越來越快，如過載的記憶體，不停地強制清除暫存檔案。眼見病程進展，清除時間從數天、數小時、到只剩下數分鐘。

但媽媽的體力還不錯，我白天帶小孩時，就讓媽媽跟孩子們在一起，透過互動增加腦部刺激，小朋友也覺得教室裡有一位「老」朋友非常有趣。

每當我問：「來，今天換誰唱歌給奶奶聽？」小朋友紛紛舉手排隊，將從媽媽那裡學到的台語老歌，唱給她聽，媽媽聽著，偶爾也會跟著哼兩句。那段時間，媽媽的表情是幸福的。

每天下午，我都會準備水果或小餅乾，給小孩子們當下午茶。我忙著忙著，突然發現媽媽從房間裡消失了，我以為她又跑出去了，趕緊調門口監視器查看，卻見她捧著一片蘋果，在陽台上偷偷摸摸地吃著。看到我來，媽媽馬上把手藏到背後，露出警戒的表情：「我沒吃、我沒吃。」

我覺得媽媽過於激烈的反應有點好笑，不以為意地說：「妳要吃就吃，為什麼要躲起來？」媽媽卻一個勁兒地搖頭，口中直念：「我沒吃、我沒吃。」

媽媽的反應很不對勁，我抽空打電話給哥哥：「媽媽在我這都會躲起來偷吃水果，在你那裡也會這樣嗎？」

「妳怎麼可以給她吃！」電話另一頭的哥哥氣急敗壞：「妳不知道她有糖尿病嗎？沒有控制好，到時候可是要截肢的。這樣是誰要顧？」

我這才明白，哥哥還是在意媽媽的，雖然他更在意的是不要再給他添麻煩。加上傳統教養疏於談論感情，作為長子，哥哥更被要求扛起家業、成為家中支柱，因此，他其實不懂得怎麼跟父母相處，他的照顧僅限於基

她看到東西什麼都想拿，收銀台旁邊的糖果，直接抓起一大把，塞進口袋裡。我為此感到難堪，小聲跟她說：「媽妳拿太多了，放一點回去。」媽媽聽了，反而把口袋越捏越緊：「我的、都我的！」

我氣不過，只好跟店員致歉，將媽媽帶離開餐廳，並念叨她：「妳這樣不好，太貪心了。」那時候我想，媽媽怎麼那麼討厭啊，不過幾顆糖果，我又不是買不起，幹嘛因為免費就拿那麼多？何況她也不能吃啊，她的血糖怎麼辦？

我時刻注意著那些糖果，想辦法要從媽媽手中取過來，卻看到媽媽跟女兒講話，似乎還塞了什麼東西給她。

「外婆剛剛拿什麼給妳？」我叫住準備上樓的女兒。

「這個啊。」女兒攤開手。

女兒手上，是兩顆糖果，糖衣因為受熱，早已黏在透明的包裝紙上，我看了有點心酸。媽媽在生病後，許多行為變得「單純」，她的拿取，不過是因為以前環境欠佳，才會什麼都想拿一點，分給需照顧的人。

想到媽媽的拿取目的是分享，我就對她的「貪」釋懷了。

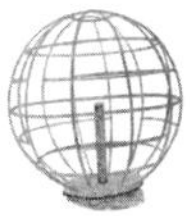

二〇二〇年新冠肺炎爆發，全台進入疫情警戒期，我因為要照顧小朋友，怕相互感染，大概有半年的時間沒有去哥哥家帶媽媽。我還是會定期打電話關心，每次聽哥哥回說：「沒什麼事啊，媽還是那樣。」我也以為真的一如往常。但我萬萬沒想到，一通緊急的電話，換來的是我幾乎認不出來的媽媽。

「媽今天在門口昏倒了，撞到頭，流了很多血。剛剛已經送去醫院了，應該會動手術。」哥哥在電話另一頭說。

我心急如焚，下意識就反問：「怎麼會這樣，你不是說她都好好的？」

「我怎麼知道！」哥哥的聲音帶著煩亂無措，「她就這兩天一直喊頭暈、頭痛，結果今天走一走就突然倒下去了，嚇我們一跳！」那時正值全台三級警戒，醫院限縮陪病人數，加上托育工作不能停，我得知訊息後，只能乾著急，時不時聯繫哥哥詢問媽媽的狀況。

後來聽哥哥說道：「醫生說媽中風了，情況不太好，手術後還要住院持續觀察。這段期間我跟妳嫂嫂輪流照顧媽，妳再等我們消息。」我聽了更是心碎，只能跟佛菩薩祈求，讓媽媽順利度過難關。

好在媽媽撐過了手術，但腦血管梗塞影響了全身的血液流通，命搶回來了，卻成了偏癱。我在媽媽出院後來到哥哥家，看著輪椅上佝僂身軀、眼神空洞的老婦人，詫異心痛得不能自已！

「妳能想像媽瘦成這樣嗎？」我跟姊姊一起去探望媽媽，我載她回家

很多事情，不是我會做，或是我認為對就好，而是要架起人和人之間的橋梁，去溝通，接受建議並得到理解。

時邊騎車邊哭：「以前圓滾滾的人，怎麼從醫院回來都沒肉了。」

姊姊在後座拍了拍我的肩膀：「媽也年紀大了，健康大不如前，是需要多花點心力照顧她。唉！」說完便默不作聲。我聽了很是心酸，實在捨不得媽媽衰弱下去，便暗自下了決定：「我一定要把媽媽接回來，自己好好照顧她。」

隔天一早，我便撥電話給我哥：「你把媽載來我這邊，我來顧。」但我也沒辦法全天候守著媽媽，我要工作養家，還要去上廣論課。媽媽中風回家那陣子，正是我心力交瘁的時候，房貸壓得我喘不過氣，經常覺得自己「沒電」了，只有持續上廣論課，我才有充電的感覺，才有前進的動力。

我希望自己在好的狀態下照顧媽媽，於是，我在哥哥送媽媽來時，對他說：「我週末到週三會照顧媽媽，週四、週五我還是要上課。」哥哥沒多說什麼，交代一些注意事項就離開了。

我把媽媽推進房間內，蹲下身來握住她的手，媽媽看著我的眼神，有點害怕，像隻受到驚嚇的小動物。

因為失智的影響，媽媽有時候會不認得我，還會突然說著看到過世的爸爸、外公回來找她，我明白是譫妄症發作的緣故，但忍不住會想：媽媽是不是要離開我了？這時我反而會更珍惜跟她在一起的時間，配合地與她聊起過往爸爸還在的日子。我知道她腦中的橡皮擦，已經逐漸抹去她近年的記憶，最後我們相處的時光，可能無法在她腦海中留下半點痕跡。但我希望自己未來不會後悔，媽媽不記得了，那就由我來珍藏，屬於我們母女的回憶。

我捏了捏媽媽的手，對她說：「媽，不要害怕，以後我會照顧妳。」媽媽的眼神有點疑惑，但還是緩緩地點了點頭。

為了就近照顧媽媽，我捨棄二樓的房間，在廚房旁安置一個媽媽的小房間，那是離廁所最近的地方，我則在旁打地鋪，時常因此睡不安穩，但身體的痛和心裡的苦，更讓我想珍惜能和媽媽在一起的日子。

那時媽媽會出現分不清日夜、顛倒時序的症狀，雖然明知她不是有心的，但她確實經常在家裡「搞破壞」，最讓我崩潰的是，她會在棉被裡玩大便。

第一次是半夜兩點多，我被她的喊叫聲喚醒，但我還沒完全清醒過來時，一股惡臭先竄進我的鼻腔。

「我要尿尿！我要尿尿！」床上的媽媽不停大喊。我撐起身子，讓自己站穩，一面搜尋臭味來源。當我掀開媽媽的被子時，我被眼前的景象嚇壞了！

原本粉紅色的棉被，沾了一坨坨的大便，包括媽媽衣服上、身上、手指上。

「媽，妳怎麼直接在床上大便？」我簡直不敢相信，即使媽媽不復以往操持家務時的精明，但怎麼會到了連大小便都失禁的程度？

床上的媽媽並沒有回應，只是衝著我急喊：「帶我去尿尿，我要尿尿。」我先用衛生紙盡可能地擦掉媽媽身上的大便，再拉起她右臂，將她架起來，準備攙扶去廁所。媽媽的身量比嬌小的我還要高大，每每扶她起身都費了我九牛二虎之力。

「唉唷！」媽媽中風後不便於行，重心不穩滑了一下，於是她將沾滿糞便的手，重重地抹到我的身上。

「啊啊啊！」我驚叫。媽媽看到我激烈的反應，顯得茫然且不知所措。我停頓了許久，費了好大勁才忍住沒有發脾氣，慢慢冷靜下來，忍著惡臭，將媽媽與自己清理乾淨。

但殊不知，這只是開端。

從那一天起，有好一段時間，白天昏昏沉沉的媽媽，到了半夜變得異常精神，在我好不容易睡著時，在床上坐起身大喊，直到我帶她去尿尿。

那陣子，是我照顧媽媽以來最煎熬的時候，早上要幫別人帶小孩，晚

我希望自己未來不會後悔，媽媽不記得了，
那就由我來珍藏，屬於我們母女的回憶。

上又不能好好休息，連續幾天睡眠不足，我情緒開始變得不穩定。

有一回，我因失眠頭痛不止，輾轉很久才入睡，又在半夜被叫醒。醒來時，空氣中瀰漫著強烈的臭味，與以往媽媽失禁時被包覆住的悶臭略有不同。

我強忍著噁心起身查看，在掀開被子的剎那，我真的崩潰了——媽媽居然將尿布拔掉，躲在被子裡玩大便，而且玩得整個床單都是。

「媽妳到底在幹嘛啦！」我對著床上的媽媽怒吼，「我工作已經很累了，妳知道我為了照顧妳，犧牲了多少休息時間嗎？妳怎麼可以這麼故意！妳為什麼都不懂得體諒我！」語畢，我沒忍住，舉起氣到顫抖的手，往媽媽的大腿拍了下去。

「啪！」在響亮的拍打聲響起後，媽媽瞬間安靜，我也突然清醒了。隨之而來的，是無止盡的懊悔。

這是我第一次、也是唯一一次打媽媽。

我知道媽媽已經神智不清了，不能跟她計較，但從知道這件事，到調適好自己，還是有一大段差距，就像我覺得「應該要孝順」，和發自內心去做孝順這件事，是不一樣的！這也是我後來學習《廣論》的體悟。而我拍打媽媽那一下，也成了這輩子最難以釋懷的事。

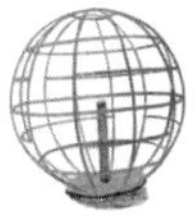

每次我要將媽媽送回哥哥家，她都會在我離開時，偷偷在我耳邊哀求：「妳帶我回去好不好？我不想在這裡。」我聽了是既不捨又難過。都說母女連心，其實老人家年紀大了，倒不是真的要吃多好、住多好，反而更是需要被陪伴、被理解，但那種二十四小時的全力以赴，久了也讓人吃不消。

我覺得「應該要孝順」，和發自內心
去做孝順這件事，是不一樣的！

媽媽中風後右側偏癱，白天送去日照中心，居服員怕出意外，也都讓她坐在輪椅上，肌肉久未訓練便越趨僵硬；少了與人交流，也讓媽媽退化得越來越快。我在幼教業多年，深知外部刺激對幼兒前額葉發展的重要性，同理，若持續與失智症患者互動，也會減緩腦部退化，提升自我效能。

於是，媽媽住在我家的期間，我會帶她去復健、訓練她走路。媽媽中風後長期臥床，腿部肌肉都已經萎縮。第一次請復健師來家裡為她拉筋時，媽媽因為疼痛，對著復健師破口大罵。一兩次後，復健師也不來了，必須靠我來幫她伸展。

我知道媽媽愛吃，我下班後會用輪椅推她到河堤邊，把她架起來扶著欄杆，在遠處放置她愛吃的餅乾，鼓勵她：「妳走到這裡就可以吃了。」媽媽最初走不動也不願意走，鬧著脾氣說：「給我！給我！」但在我與女兒的連哄帶騙下，媽媽果真扶著欄杆，一步步往前走。

因為中風後協調性不好，短短一公尺的路，她走了十分鐘之久，走到滿頭大汗。我跟女兒在終點，揮著手對她說：「加油！」待媽媽成功拿到餅乾，我們很興奮地替她鼓掌。

「媽，妳很棒！妳做到了。」我將媽媽扶回輪椅上，誇讚她。

媽媽眼睛笑瞇瞇地回道：「對啦，我自己能做到啦！」

媽媽住在我家的這幾個月，我真的把她訓練到會走路了，很多事情，也會鼓勵她自己做，像是吃完飯把餐具收到水槽，洗碗等，我會先讓她做一遍，再幫她善後。不過，每次媽媽在我家有點進步，再回到哥哥家，一切努力就會回到原點。甚至我接媽媽回來時，會發現她身上青一塊、紫一塊，一開始，我以為是哥哥或日照中心虐待她，還很生氣地質問：「你們為什麼打她？」

「是媽要走去廚房拿東西吃，自己摔倒的。」哥哥也有些惱怒。「她真的很難顧，妳也不是不知道。」

心力有多強，力量就有多大。

我無言以對。

後來，媽媽又在哥哥家裡摔得頭破血流，我才停止復健訓練。同時也反思，我自以為的「對媽媽好」是不是害了她？媽媽在我這裡，我可以隨時關照她，可是在哥哥家他們夫妻倆都要上班，媽媽自己一個人待在家，一不小心磕碰到哪裡，沒人能即時發現，實在危險。

不過，長期坐輪椅、包尿布，也讓媽媽的臀部產生了壓瘡，加上她有糖尿病，一旦出現傷口就很難復原。我晚上參加完線上廣論課後，會幫媽媽洗澡、處理傷口，每次拆掉尿布，潰爛的腐肉總令我怵目驚心。

我將她撐起來，倚在我身上，輕聲對她說：「我幫妳清理一下屁股。」媽媽雖然沒有表現出疼痛，但我總忍不住落淚，為媽媽所承受的這一切。

我鼓起勇氣，用剪刀快狠準剪下她的爛肉，拿布包起來，然後再裝作若無其事、自顧自地說：「沒怎樣，只是有點髒了，我幫妳處理一下。」

就像小時候我還無法自理時，她照顧我一樣。

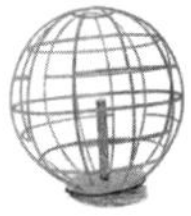

媽媽最後是在哥哥家裡過世的，這是她的選擇。

去年農曆年後，媽媽精神狀態急轉直下，眼神變得黯淡，對於外界的刺激也沒有太多反應。她在世的最後三個月，甚至一直對著我叫大姊的名字：「阿金啊！阿金啊！」我最初還會對她說：「媽，我是金連啦！」但不管糾正幾次，她還是會叫錯。

其實我知道我的付出，媽媽都感受到了，而且會以意想不到的方式表現出來。好幾次在我家，她會突然對我說：「我要回妳哥家。」我聽到還滿腹疑惑，自問：「是我對妳不好嗎？為什麼妳要回去？」還沒等我問出

媽媽帶我走過的這一段路，讓我知道如何在未來安排自己。

口，媽媽就接著說：「我也沒有留給妳多少錢，財產都給妳哥了。」

那時，我覺得媽媽的眼神是清明的，她抓住清醒的時間對我坦白。雖然我們從未在明面上談及財產分配，可是媽媽都清楚，她覺得自己沒有給我什麼，不好意思再給我添麻煩。

對於媽媽的狀況，哥哥心裡也有底。從來不拒絕、甚至是歡迎我照顧媽媽的哥哥，在媽媽最後的時間，將媽媽留了下來。哥哥說：「沒關係，我來顧就好。」我才覺得奇怪，哥哥怎麼突然改變了？結果幾天後，就收到媽媽過世的消息。

我在午休時接到哥哥的電話，我剛按下接聽鍵，電話那頭的哥哥劈頭就說：「媽走了。」

歷經中風與糖尿病的折磨，原本近八十公斤的媽媽，最後只剩下三十八公斤，也無法走動，看著她活受罪的樣子，我心裡很難過，總是祈求菩薩不要再讓媽媽受苦了！雖然我早有心理準備，但真正聽到噩耗時，還是很錯愕，媽媽怎麼就走了？

「媽怎麼走的？」我問。

「我剛餵她吃完午餐，她坐在椅子上，突然頭就垂下來了。」哥哥趕緊叫了救護車，但醫護人員說媽媽已斷氣，就留在家裡沒有送醫院。哥哥說得緩慢，不難聽出他強壓慌亂下的鎮定，以及語氣中的疲憊。

「好，哥你先忙，我再跟大姊她們一起過去。」我掛掉電話，心裡百感交集。我因為失去媽媽而悲傷，同時又不得不打起精神處理媽媽的後事，我得勇敢面對這一切，一如媽媽教我的獨立自主。

媽媽是一個喜愛自由的人，中風後她行動不便，哪裡都去不了，又因為糖尿病，吃東西飽受限制，最後幾年生活都要別人照顧，對於好強的她來說，何嘗不是一種折磨。

在爸爸過世十年後，她終於擺脫病痛的束縛，到天上與爸爸團聚了。

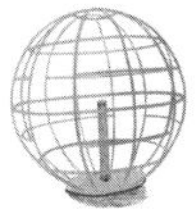

媽媽的告別式結束後，我有一段時間處於停擺狀態，不想吃、不想動、什麼事也不想做。

後事是在哥哥家辦的，佛化禮儀公司的師兄師姐們，從中午幫媽媽誦經到午夜，我一邊聽他們的講法，一邊回顧這些年跟媽媽的相處時光。

在媽媽人生的最後一年，我幾乎每天都兩、三點才睡，七點起床幫她換藥，經常幫她洗屁股、換尿桶、翻身。每當早上天氣好，我一定會推她到外面看小朋友玩、曬太陽。

從前旁人總會一邊誇讚我孝順，又忍不住問：「妳對媽媽好有耐心，是怎麼辦到的？」我回答：「因為她是我媽媽，我很愛她，這讓我的心變得強壯。心力有多強，力量就有多大。」

後來我開始反思：「對啊！照顧媽媽的時候，我不是很勇悍嗎？什麼都能做到，那為什麼媽媽走了，我卻這樣對待自己的人生？」

我又想起了學習《廣論》時，師父教我們要實踐佛法，想到這十年的照顧生涯，雖然必須時時刻刻面對並接受媽媽衰退的過程，但也是在為自己鋪路，媽媽帶我走過的這一段路，讓我知道如何在未來安排自己。

我以為我在利益別人，沒想到我才是最大的受益者。

這幾年來，我和媽媽共同創造了許多回憶，特別是在媽媽還能自由行動的頭幾年，我常常帶著媽媽外出運動，媽媽聽到我要帶她去爬山，就會提出交換條件：「妳要帶我去吃東西，我才願意去。」

我看著坐在門口賭氣的媽媽，心想：「我小時候可不敢對妳這麼說！」但還是先答應：「好好好，我們等等先去花市那裡吃東西，再去爬十八尖山。」一連哄帶騙地讓她坐上車。

有一回我開車帶她外出，想說：「今天走小路回來好了。」媽媽看著

我以為我在利益別人，沒想到我才是最大的受益者。

窗外的風景說：「還好我跟著妳，不然這個路我都不認識，我會迷路。」我信誓旦旦地說：「哎呀妳放心，跟著我就沒問題了！我會保護好妳。」然而，我其實是一個方向感很差的人，過了不久，果然就迷路了。

那時媽媽還能記事，她發現不對，便問我：「這條路妳不是走過了？怎麼又走到這裡。」我只好坦承：「我就迷路了。」

副駕上的媽媽看了我一眼，說：「妳說妳會保護我？」言下之意是怎麼還是迷路了呢？

我跟媽媽一起哈哈大笑。現在想起來，那是我們母女倆既珍貴又輕鬆快樂的時光。

縱然媽媽後來可能都不記得了。但我希望這十年來，我們母女都沒有遺憾。

媽媽，最後我還是有好好保護妳的，對吧？

失智症診療室

台北榮總特約醫師　王培寧

故事描繪一個充滿衝突而最終和解的家庭。家庭成員在照顧方法上存在不同的理念和方式，例如：金連更注重情感陪伴和心理支持，而哥哥則強調基本生理需求的滿足和健康管理。儘管在照護過程中產生了矛盾和分歧，但家人最終都能互相理解和包容，共同致力於給予患者最好的照顧。

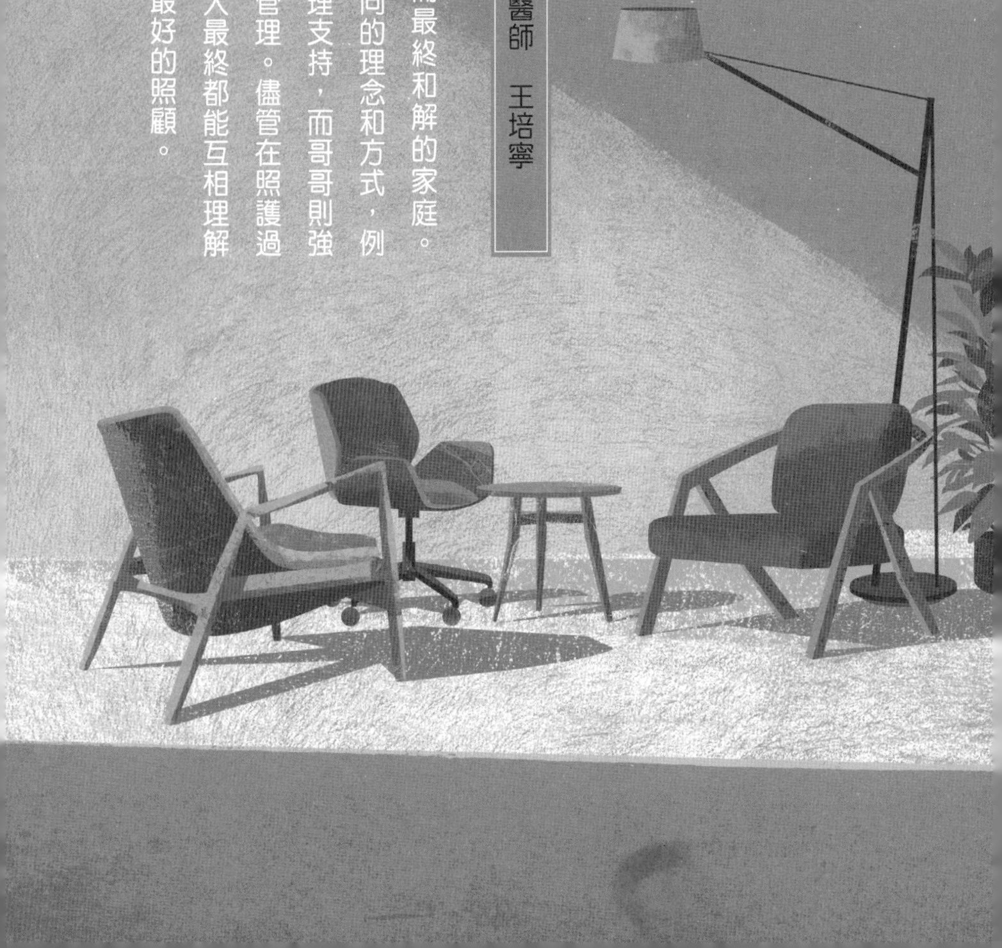

一、失智相關症狀

1. 記憶力衰退：

文中描述母親反覆洗頭的情節，這顯示出失智症患者短期記憶的嚴重缺失，這是失智症的典型症狀之一。

2. 行為退化：

金連母親不願別人觸碰口袋裡的糖果或小配件，這反映了失智症患者對於物品的過度保護和依賴。這種類似於小孩護食的舉動，是失智症導致的行為退化。

二、失智症的照護建議

1. 理解行為原因與包容：

金連對母親行為的包容和理解，特別是對她保護物品的行為：「想到媽媽的拿取目的是分享，我就對她的『貪』釋懷了。」這種理解和包容有助於減少照護過程中的衝突，提升患者的幸福感。

2. 心理支持與陪伴：

當母親情緒不穩定時，金連會以保母的專業經驗比照辦理，安撫母親並提供心理支持。照護者對失智症患者提供心理支持的舉動尤為重要。

3. 以自己想要被照顧的方式來照顧：

文中強調金連與母親之間的情感聯繫和互動，這不僅有助於患者的心理健康，也讓家屬在面對親人病情惡化、去世之後，能夠以積極的態度去應對，預先替自己的老化鋪路。

聽你說一生的故事

郭育志 文／蘇曇

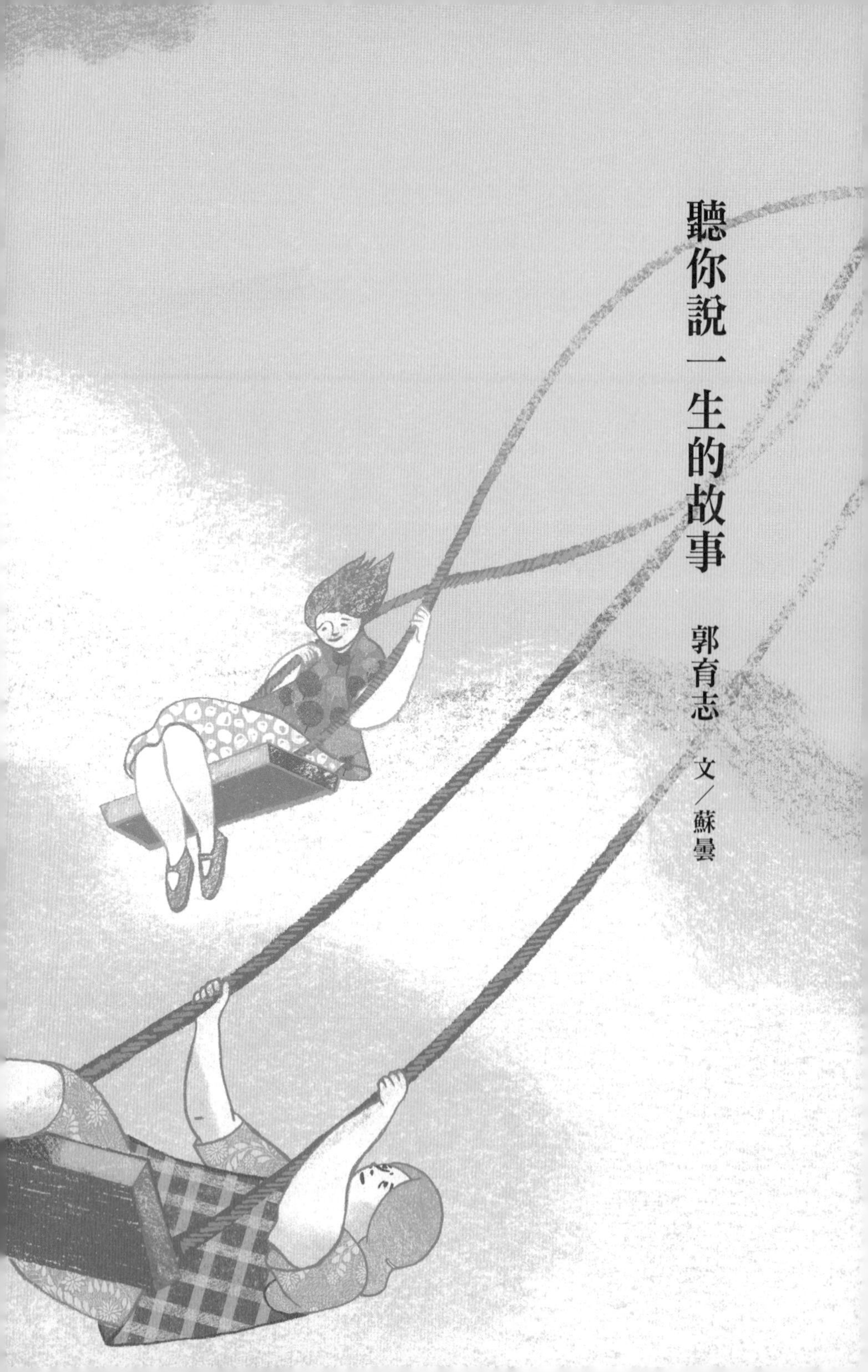

【父母是上天的恩賜】

有人父母雙全，卻嫌父母管得多、嫌父母嘮叨；有人父母離異，渴望有完整的家；有人有父母，卻未曾謀面；有人出生就成了孤兒，失去父母親；有人曾經父母雙全，現在父母都不幸離世。

父母，是我們生命的靠山。擁有的人，常常會覺得是理所應當，甚至會忘記這是一種恩賜！

有人長大了，甚至覺得父母是一種麻煩，卻不知如果沒有父母親，自己可能流落街頭，沒吃沒穿，挨餓受凍，受人欺侮，也沒人供自己上學。雖然父母不計較他們給予的，但我們總不能忘記他們給予的一切。

《希望．新生2》心之勇士083

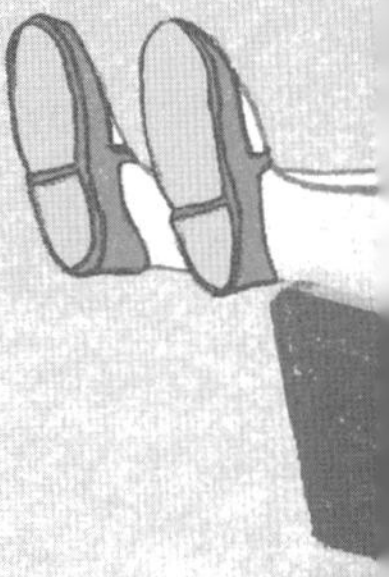

無論任何一種感情，都是需要花時間去維繫的。

那一天，我一如往常地在星期五下班後，趕七點的飛機，從松山機場回到台南。飛機在無雲的夜空中航行，我習慣性地往窗外看了一眼，腳下的萬家燈火既熟悉也陌生。那時，我一心想著住在台南、一個星期沒見的妻兒，以及明天回麻豆老家要帶什麼給爸媽，無論如何也想不到，就是在那個週末發生的事，改變了我年過半百後的人生……

在此之前，身為外商公司主管的我，即使在台北上班，每個週末也必定會回老家探望爸媽，星期一一早再搭飛機趕回北部，持續五年未曾間斷。

老婆小孩當然也曾抱怨過，怪我把絕大多數的相聚時間花在回老家，少了許多全家出遊遠行的機會。但我總覺得，往往在不知不覺中，爸媽就老去了，如果我們習慣了將自己的玩樂、享受放在最前面，和爸媽相處這件事就會被越排越後面，所以我始終堅持有空就要多陪伴爸媽。

我認為，無論任何一種感情，都是需要花時間去維繫的。

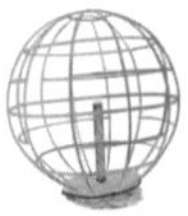

那個星期六，我帶著老婆小孩回到老家。

看到孫子，爸媽高興得不得了：「來，這個餅乾給你吃，喜歡的話這盒都給你帶回去。」

「爸，你們吃就好，他要吃他自己買啦。」

「我的寶貝孫子，他喜歡吃就給他吃！」眼看爸爸露出有點不悅的表情，媽媽拉住我的手，示意我不要拂了爸爸的意，兒子也馬上拿起一塊餅乾塞進嘴裡。大家說說笑笑在客廳坐下，彼此交換這星期的生活瑣事，爸媽說起這陣子腰痠背痛，我則說了公司裡發生的趣事……

接近中午時，爸爸樂呵呵地說：「來吃晚餐，乖孫想吃什麼，爺爺請！」我和太太對視一眼，外頭烈日當中，吃什麼晚餐？但又心想：大概是爸爸一時口誤吧！

媽媽隨口問道：「明天你們有沒有打算去哪裡走走？」

我答：「還沒決定，可能去水庫那邊吧。」

爸爸聽了，隨即轉頭過來問我們：「水庫那邊好玩嗎？」

我以為爸爸是沒聽清楚，大聲且放慢速度重複了一次：「今天是星期六，明天我們才要去！」但爸爸露出了有點困惑的表情，吃了幾口菜之後，爸爸又問了一次：「昨天不是星期天嗎？水庫那邊好玩嗎？」

今天是星期六，星期天怎麼會在星期六前面？我感覺有哪裡不對勁，但媽媽拍了拍我的手，小聲地對我說：「你爸爸也八十八歲了，老番顛囉，你跟他這麼認真做什麼？」於是我按捺下內心的異樣，繼續陪爸媽聊天。

而這股異樣，延續到了我們臨走時刻，當我們揮著手說：「我們先回台南囉。」

爸爸突然冒出一句：「這裡就是台南，你們還要去哪裡？」

我無奈地說：「這裡是麻豆，我們要回台南市區，我們住在台南啊。」

爸爸一臉莫名：「這裡不是台南嗎？怎麼會是麻豆？」

媽媽笑著拍了拍爸爸的肩膀：「我們當然是住在麻豆，你是坐太久頭暈了喔？」

最後我們雖然離開了，爸爸那略帶困惑的表情卻停留在我心中。我相信對大部分的人來說，這都是再平凡不過的對話。老人家說話顛三倒四、同一件事情問好幾次、做過的事或東西放在哪裡一下子就忘記，這不都是很正常的嗎？

但就是因為我每個星期都回家看爸媽，多年來不曾間斷，我就覺得那天父親的忘事，和他平常的忘事很不一樣，說不上來有哪裡怪怪的。真要說的話，大概就是那天的話語裡，有時間和空間的錯亂，也有基本邏輯的混亂，和平常那種忘記藥吃過了沒、進門以後鑰匙放在哪裡的單純忘事不

每個人到了一定的年紀，總有感到困難的時候。
但最後會跳出來接手照顧的，通常就是捨不得的那個人罷了。

太一樣。

那天晚上，我越想越奇怪，自行上網搜尋資料。查找的同時，我想起了許多和爸爸相處的點滴……

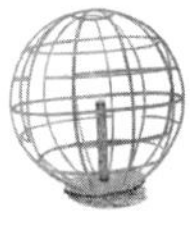

從小，我們全家人都跟著身為台糖員工的爸爸一起住在麻豆的糖廠宿舍。家裡除了父母親外，我上頭還有三個姊姊，底下有一個弟弟。爸媽都是受日本教育長大，做事一板一眼、比較講究且嚴格，對孩子就是打罵教育，偏偏我是家裡最頑皮好動的那一個，從小吃過的棍子多到數也數不清。

我小時候有多好動？回想我兩歲時，連站或走都還不是很穩的年紀，就曾趁著大人不注意，偷偷打開家裡的門，連走帶爬地走了快一公里，溜到我們家附近的小火車站去。那時候在想什麼，現在也不記得了，但倒是真的皮，不僅愛玩，膽子也大得不得了啊！

家中的爸媽回過神來，赫然發現少了一個孩子，焦急地四處找，在他們找到心慌意亂、六神無主，根本不知道還能上哪兒去找孩子的時候，就看到我笑嘻嘻地坐在小火車站職員的腳踏車後座，朝著他們揮舞手腳，被人家送回來還一副沒玩夠的樣子。

回家後自然被痛罵一頓，但這怎麼可能打擊到小小混世魔王玩耍的興致？像我弟弟個性老實，比較像爸爸，我就特別喜歡捉弄他。看到他吃飽飯差不多要開始寫作業了，就把他的筆藏起來；看他準備溫習功課了，就偷走他的課本……反正看他急得團團轉，我就開心了。

幾次下來，我弟很快反應過來就是我在作怪。

「你幹嘛又拿我課本？你煩不煩啊你？」

「說話要有證據，你哪隻眼睛看到是我拿的？」

「不是你還有誰？還來啦。」

「就不要咧，有本事你自己去找出來。」

「你夠了哦！」弟弟一時氣不過，一拳揮來，我也不假思索地馬上還他一拳，兩人扭打成一團。

爸爸看到我們兩兄弟閒來無事竟然在家裡打架，怒不可遏：「你們在做什麼！給我分開站好！」聽到爸爸這驚天一吼，就知道等一下得有罪受了。弟弟嚇了一跳，立刻放開了我，垂頭乖乖站在一邊等候爸爸教訓，但我才不會束手就擒呢！趁著爸爸去拿棍子的空檔，我一溜煙跑了出去，嘴裡還喊著：「跑不夠快就打不到我，打不到啊打不到！」一面輕快地跑了。

當然，後來怎樣被爸爸抓回來，賞了多大一盤竹筍炒肉絲，屁股腫了幾天，那就是另一個故事了。

奇怪的是，我小時候從來不怕被打，有時候捉弄弟弟膩了，就改去捉弄鄰居。抓蟑去嚇嚇隔壁的小矮子啊、趁著別人爬樹的時候把他的書包藏起來啊、躲在轉角嚇路過的膽小女生啊……各式各樣的惡作劇，只要我想得到、覺得好玩的就會去嘗試，自然上門來告狀的鄰居也是從未停止。

因此，爸爸在我腦海裡印象最深的模樣，要嘛就是橫眉豎目地發脾氣吼我，要嘛就是一邊賞板子一邊叨念我做的錯事，總之他是個對我很嚴格、很兇，讓我又敬又畏的人。

但是這個在我心中對孩子動輒打罵，嚴肅又難以接近的爸爸，卻有非常溫柔的一面，展現在他和媽媽相處的點點滴滴之中。

我媽媽是個裁縫，糖廠裡許多官夫人的旗袍和衣服都出自她手。她不僅手巧、會做菜，也很擅長應對上門做衣服的太太們。媽媽美麗聰慧又能幹，唯一可惜的地方是身體太差。她原本身子就弱，生下我坐月子那時候又得了頭風，從此只要稍微受寒，就會頭痛難當。

我從他身上學到的，是一個理想的男性，以及父親角色的品格，很負責任，始終願意為家人付出。

頭痛過的人都知道，痛起來真的能要人命，讓人坐立難安、生不如死，做什麼都不對。我還記得，在那個連瓦斯都還沒有的年代，每當媽媽眼眶泛淚喊頭痛的時候，爸爸就會趕緊去劈柴生火來燒水，用浸過沸水的熱毛巾幫媽媽敷頭，才能稍稍緩解媽媽的不適。

爸爸捨不得看媽媽常常這樣受苦，所有可能讓媽媽受寒的差事，他全攬在自己身上：那時家家戶戶都手洗衣服，夏天還好，冬天包準你從指尖冷到心底，所以洗衣服由爸爸來；出門買菜頭也容易吹到風，回家可能又會頭痛，當然這個也由爸爸來。

傳統價值觀裡，男主外、女主內，男人就是家裡的天，一個男人幫妻子做家事，要是被他的父母親知道了，是會被狠狠責罵的。其他鄰居家裡，哪個人家的爸爸下班後不是蹺著二郎腿坐在家裡抽著菸、喝著茶，等著太太來伺候？會主動幫太太分攤家務的，爸爸是我僅見的唯一一個。

有時候爸爸去外面搓洗衣服，免不了被鄰居婆婆嬸嬸們包圍。大家七嘴八舌地問著：「你家裡那個不是你老婆嗎？她怎麼不出門也不洗衣服，讓你一個大男人來洗衣服？」去買菜時更是完全陷入婆婆媽媽們的包圍，一個老闆招呼一聲：「郭先生，是你啊，又來幫老婆買菜喔？」鄰居們便紛紛圍過來，既是關心、更像在八卦地問著：「早上在你家門口不是還看到你老婆，人看起來也好好的，怎麼不自己來買菜？」

爸爸可能覺得沒有必要對外人說明自家妻子的身體狀況吧，面對鄰居們善意、但有點多餘的關心，他往往沉默以對，頂多嘴角扯出一個極淡的微笑道謝。但越是這樣什麼都不說，關於我們家的各種離譜揣測與怪異流言就越是滿天飛，爸爸卻從來沒有在意過。

他決定了要呵護媽媽、要對媽媽好，就無怨無悔盡自己所能地去做，就算被別人說閒話，他也從來不放在心上。爸爸那種默默為家人與所愛付出的姿態，現在回想起來，其實對我影響非常大。

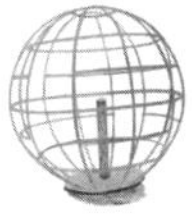

想到在我小時候的記憶就像山一般高大威嚴的爸爸，轉眼間成了現在這般老邁瘦弱的模樣，我心中突然湧上一股難以言說的感慨。搖搖頭把這些不合時宜的感傷趕走，我定睛看了看眼前查到各種資料，對應爸爸的症狀，都指向了失智症，越發覺得不妙，趕緊幫爸爸掛了腦神經內科。

經過對話和檢查後，醫生確認爸爸是失智症初期。

我印象很深刻，當時醫生非常驚訝地跟我說：「郭先生，請問您也是學醫的嗎？您是怎麼發覺的？這是我從醫二、三十年來，頭一次遇到在失智症初期，就能發現長輩不對勁的家屬。絕大部分家屬帶來看診時，都已經是中期以後了。」

我自然不是學醫的。我很感恩，因為我和爸爸平日的接觸時間夠長而且夠多，所以能夠敏銳地辨別出他和平常的不同，也慶幸自己的警覺心，沒有認為老人家都會退化，而不把這些異常當一回事。其他的資訊，不懂就上網查。我後來時常被長照機構或居服員訓練單位請去演講，和大家分享失智症及我這些年來陪爸媽跑醫院，還有後來照顧爸媽的方法，這都是經驗累積以及自學的成果。

得知爸爸有輕度失智症後，接著馬上必須面對的，就是照護和就醫的問題。於是我們兄弟姊妹和媽媽聚集在一起開會討論。

大家第一個想到的，自然是請外籍看護。媽媽不說體型嬌小，要扶爸爸根本扶不動，她也已經上了年紀，能把自己照顧好就很不錯了。請外籍看護的話，爸爸可以繼續住在他熟悉的家裡，多好啊。

沒想到爸媽異口同聲反對：「要請你們自己去請，我們不要！讓陌生人住到家裡多奇怪、多不自在啊！」由於照護的需求，外籍看護不僅得二十四小時住在家裡，恐怕還得和爸爸時時待在一起，甚至要睡在同一個房

我願意成為像爸爸那樣為家人付出的人，
我更願意好好照顧這個用身教教會了我這些事情的人。

間，才有辦法隨傳隨到，即時注意到長輩的狀況。但這讓兩位老人家怎麼想怎麼彆扭，怎樣也不願和一個陌生人共處一個屋簷下。

當時我五十六歲，離退休說近不近，說遠倒也沒幾年了，想了想後我說：「不然這樣，我提前退休，回來照顧老爸吧。」

我弟當下的反應就是反對，畢竟我的薪水很高，要讓我放棄事業回來照顧爸爸，他們也過意不去。但，我不回家，還有誰願意回來呢？

姊姊們和弟弟的想法是，送爸爸去安養院，他們都樂意分攤。但是我覺得這不公平啊！爸爸意識還很清醒，也還能自己活動。如果說他已經病得根本認不了人，又需要很多專業的醫療照顧，那把他送去安養院，我可以接受，但現在根本不是這樣。你養一隻狗，當牠知道主人要遺棄牠時，都會傷心得不吃不喝；更何況是要把生養了自己，但已年邁老弱的父母丟到一個他不熟悉的地方去呢？他的心情會如何？在那裡雖沒有人會苛待他，但也不可能給他太多關心，更不可能把他當成自己的父母來照顧。

我之所以會決定提前退休、回家陪伴爸爸，一開始的確有想得太簡單的原因。我認為自己還年輕力壯，體力也遠優於同齡人，照顧一個瘦弱的老人應該不是什麼難事。但最最關鍵的，還是我心裡的那點「捨不得」。

我身邊有許多朋友照顧老父母，照顧得手忙腳亂，幾欲發瘋，後來還是選擇把長輩送到安養院去。結果卻是很多長輩被送到安養院後，不到三個月就走了。不習慣、想不開還是心理影響生理等等太多太多因素，被送去的長輩不開心，不如待在家裡時自在，這幾乎是必然的。

每個人到了一定的年紀，有了自己的生活、家庭、子孫，甚至有自己的病痛需要處理，總有感到困難的時候。但最後會跳出來接手照顧的，通常就是捨不得的那個人罷了。

我就捨不得，不忍去想像要是我爸被送到安養院去，他會過得多不開心。

但是，五十六歲的我，也早已不是一個人想怎樣就怎樣的年紀，於是我回家和太太商量這件事情。我太太是公務員，已經退休，每個月有大概三、四萬元的年金收入；我的退休金加上有一間小房子出租的收入，每個月大概還能有三萬元。雖然從月薪數十萬變成三萬，落差很大，但照顧爸爸卻是刻不容緩的事。

想好後，我便毅然提前辦了退休，回到老家，一肩挑起照顧爸爸的重責。

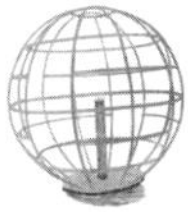

「牛頭馬面、牛頭馬面別來抓我！」深夜，爸爸帶著哭音、歇斯底里的叫聲劃破夜晚的寂靜，我也瞬間從夢中驚醒，趕緊跳下床趕去爸爸的房間。除非他特別不安的時候，否則我沒和爸爸睡在一起，不然不僅會被他那一大堆動靜干擾，也很容易因為擔心過度而睡不好覺。以我的年紀，我需要先確保自己的睡眠，白天才有辦法全心全意看顧他。

我趕到他的房間，看到他驚恐地瞪視著空中的某處，發狂似地揮舞手臂，像要打退些什麼，隨後指著那裡對我說：「你、你看，是、是你爺爺奶奶，他們來找我了，他們來找我了！」

前幾次聽到爸爸這麼說，還真有點毛骨悚然，但後來我就知道了，那是失智症的症狀。再加上貼身照顧爸爸不久後，我發現他不只手會抖，講話舌頭也時常打結，就醫又發現他還罹患了巴金森氏症，這兩種病的藥物都會伴隨幻聽、幻覺的副作用。

我上床躺在他身邊，並握住他的手，耐心地對他說：「沒關係，你念阿彌陀佛，念阿彌陀佛，我在旁邊保護你。」

爸爸人雖然瘦弱，手勁卻意外的大。我默默地安撫爸爸，透過手上傳來的力量，確認爸爸害怕的程度，等他的驚惶失措慢慢平靜下來，才起身

照顧爸爸我從未後悔過，但我也必須坦承，這段路真的很辛苦。

去倒了杯水給他定定心神。爸爸喝完水，才剛放下杯子，馬上又用力拉住我的手，一副很害怕我會離開的樣子。

我輕輕地說：「不要怕，我就在這裡，我們一起睡。」

那個夜晚，爸爸始終緊緊握著我的手。

我側躺著，不太舒服的姿勢，加上內心完全無法放鬆，會一直忍不住查看爸爸的狀況，我也半睡半醒地度過這一晚。但是天才濛濛亮，我就聽到爸爸焦急地喊著我的名字，一個機靈，迅速從半渾沌的狀態中清醒過來。

一看，哇，鬧水災了。或許是因為昨晚多喝了一杯水，總之夜間型尿布沒兜住，多餘的尿液全都滲漏出來，爸爸的褲子、床單、床罩都已遭殃。

巴金森氏症會讓人肌肉逐漸僵硬，一般人穿褲子的時候，腳不去配合衣物彎曲動作，就已經很難穿脫了，而爸爸是全身都難以使力，更難配合別人。因此，每回光是要讓他順利下床，緩步攙扶他走到浴室，穩穩地坐在便盆椅上準備盥洗，就耗去九牛二虎之力，所花費的時間十幾分鐘都不止。

照顧過長輩的人都知道，凡是在浴室進行的事情，都是最困難的魔王關。浴室多水濕滑，長輩一個沒站穩、沒坐穩就容易滑倒受傷，且浴室空間又小，塞進兩個成年人實在擁擠，在還沒摸索出適合家中長輩的洗澡程序前，這往往會是令家屬最灰頭土臉的事情之一。

比如此刻，穿著還帶有尿騷味褲子的爸爸，坐在便盆椅上等著我取來換洗衣物，已經等得不耐煩了。他微微跺著腳，不悅地喊著：「把、把這臭死人的褲子脫、脫掉、脫掉！」

看到他在便盆椅上亂動，我心驚了一下，立刻回應：「來了，來了，我們來把髒衣服都脫下來。」

過程中，爸爸的肌肉僵直，就猶如在為假人模特兒脫衣一樣，難以施展開來，可爸爸相較於模特兒，無法隨意擺布，我稍微心急扯了他卡在手掌位置的袖子，他就生氣地吼我：「叫你幫我脫，不是用扯的！用、用扯的會痛！」

本來我爸的脾氣沒那麼暴躁，但他生病之後，或許是因為內心不安吧，脾氣似乎比從前還差一些。不小心弄痛了他，他就會很不高興；需要叫人來，有時我正在忙，來不及馬上趕到他身邊，他就會鬧性子：「沒人要理我是不是！都、都沒人！」我只能無奈地賠罪。

說真的，我大概有幾十年不曾這樣一直被罵了！出社會多年，地位逐漸上升，特別是後來當到主管後，非常少有受別人氣的時刻。像這樣天天被罵得跟孫子一樣的生活，心裡多少會不太舒服，但我也明白，要說心裡苦，還是事事得倚賴他人的爸爸更苦啊！這樣一想，也就釋懷了。

好不容易褪下衣物，每回看見爸爸如今病骨支離的身體，我還是有點不能適應。看著那鬆垮垮的皮肉勉強掛在他身上，我總會想起童年，爸爸是多麼地高大威嚴，他說的每一句話都擲地有聲，他只要一皺起眉頭，即使是性格頑劣的我，也會有一瞬間的害怕。

第一次幫爸爸洗澡時，我忍不住掉了眼淚。

上一次這樣幫別人洗澡，還是我兒子很小很小的時候。他那麼小小的一個，坐在洗臉盆裡，眼睛亮晶晶地轉來轉去，玩水玩得不亦樂乎……而如今坐在我面前的，竟然成了我曾經頂天立地、主外又能主內的爸爸。他在我面前，從一個無所不能的威風大人，變成了不再有行動能力、事事都得仰賴我的老小孩。當時心裡的那種感慨來得如此突然，眼淚不禁奪眶而出。

現在，我比較能接受這件事了，但可能永遠都無法習慣爸爸是如此瘦弱。幫他洗完澡，讓他先在客廳沙發坐好，我還有很多事情要做。剛剛丟了一浴室的毛巾和衣物要去收拾、清洗，房裡被弄髒的床單、床罩也要洗，還要換上新的，這些全部都是我的工作。老人家的用品不是時常沾到

要不是因為失智症給了我們許多坐下來回憶往事的時間，
我恐怕永遠都沒機會聽他說這些事。

穢物，就是嘔吐物之類，都需要事先清潔，絕對不是什麼都丟到洗衣機裡去，按一個鍵就解決了的。

我在這頭忙東忙西，時不時轉頭注意爸爸的狀況。有時候他會突然喃喃地唱起日本歌來，但眼睛直直地盯著空中的某處，好像中邪一樣。不知道他失智的人，看到他這樣，可能會以為他發瘋了。但我已經習以為常，繼續做我手上的事。

不知不覺兩個小時過去，我忙昏了頭，渾然忘了爸爸還沒吃早餐。那一頭肚子餓到低血糖的爸爸不耐煩地大罵，他用力拍打著桌面，「是、是要不要給我吃飯啊！是想餓死我嗎！」

速速準備好早餐、協助爸爸吃完，再盯著他吃藥，他也累了。讓他回房暫作休息，我慢慢把桌上及地上他因手抖灑出的食物清理乾淨，然後癱在椅子上，望著空氣中飄浮的灰塵顆粒出神。

此時，肚子不爭氣地咕嚕叫了起來，我才想起，從天色初亮就一路忙到現在，我自己都還沒吃過東西呢。望向牆上的時鐘，竟然快十一點了，該準備午餐了。還有今天天氣這麼好，下午得帶爸爸出去散散步、曬曬太陽才行……

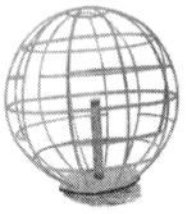

照顧者的每一天，要說「驚喜」層出不窮也沒錯，天冷乾燥時爸爸皮膚會發癢、肌肉更僵硬，脾氣也容易變差；有時候不知吃到了什麼腹瀉不止，反之因便祕而需要挖大便的日子也是所在多有；偶爾狀況較好，大家都能好好休息，偶爾卻是夜半哭嚎狂吼不斷，鬧得令人筋疲力盡。因為怕吵到鄰居，家裡的門窗總是緊緊地關著……總之，只要氣候、溫度、飲食等稍有變化，便可能有未知的難題在等著。

要說千篇一律也是真的：醒來，看看今天又出了什麼新狀況，去解決它，忙著忙著又到了中午或晚上。協助爸爸進食、排泄、洗澡、出門散心、服藥就醫，以及其他相關的事情。每一天都是相同事情的排列組合，一睜眼就開始忙碌，稍微鬆口氣就又到了該睡覺的時刻，一天又過去了。

我正在準備午餐，打算飯後再讓爸爸休息一會兒。即使他在小憩時也不是很安穩，常常呼喚著我的名字，不然就是在半夢半醒間喊著：「要喝茶、要喝茶，茶！」但飯後的休息還是不可少的，因為午覺醒來，還有一個更大的硬仗要打：趁著天氣好，我要帶爸爸出門去散散步。

失智症患者身上常會出現「日落症候群」，或者叫「黃昏症候群」，就是說每天到了傍晚，陽光減弱的這個時候，他們就特別容易出現躁動、混亂、尖叫、沮喪、不安等情況，幻覺和攻擊傾向也會加重。而白天曬曬太陽則是幫助改善這個症狀的方式之一。不說失智症患者，一般人出門走走、散散步，晚上也會睡得比較好。

但要帶一個失智加上巴金森氏症的患者出門，家屬需要做很多的安排。水、藥、尿布、替換衣物這都是基本的，從離開家門、下到大樓停車場，到下車後去公園，動線中有沒有輪椅經過會卡住的地方？在外面如果他臨時身體不舒服，最近的醫院在哪裡？如果他在外面尖叫嚇到人，我該怎麼辦？如果他想上廁所，我可以怎麼做？……沙盤推演好百百種可能，把爸爸扶上輪椅，打算要出門了，爸爸卻一個倔強的眼神掃過來：「是要去哪裡？不、不要啦，我不、不想出門。」

我可以理解爸爸的不安，就算有人時時刻刻陪在身邊，但若是自己對接下來會遭遇的大多事情都沒有處理能力，連上個廁所都沒辦法，這種情況下，人會想盡可能待在自己熟悉、安心的地方。但是，我還是得想辦法把爸爸哄出門去才行。

「帶你去公園曬太陽啊。你看，今天外面天氣那麼好耶，你不想出去走走嗎？」

我得以更了解爸媽，陪著他們回憶人生點滴；這讓我在失去他們的時候，回想起來，心中能有滿滿的溫暖記憶。

「不、不要，太麻煩，我不去。」

「從出去到回來，我保證一路都讓你舒舒服服的，一切有我，安心啦！」我拍了拍爸爸的肩膀，然後快速趁著他還不太抗拒，把他推出門。搭電梯到大樓的地下停車場，要將他從輪椅弄到車上，光靠我一個人還不夠，必須要出動我太太一起。太太力氣不算大，我們兩人一通忙亂，為了把僵硬的他塞進不算大的車後座，不時也會不小心弄痛他，當然免不了又是一連串的抱怨。

費盡力氣才讓他坐在後座，收好輪椅，車子駛離停車場沒多久……

「要到了嗎？」

「還沒，爸你再等等。」

可能兩、三分鐘後，一樣的問題又來一次。

「要到了嗎？」

「還沒。」

這樣的問題，他可以問一整路。不然就是更讓人頭痛的：「要到了嗎？我想上廁所。」

緊趕慢趕趕到了公園，一下車，我和太太就推著他直奔公廁而去。這兩、三年，公共場合的無障礙廁所已越來越普遍。再早幾年，公廁大多是蹲式馬桶，別說一般腿腳無力的老人家蹲下去以後極難再站起來，像我爸爸這樣肌肉僵硬的，根本連蹲下都有困難。附近的商家如果也借不到坐式馬桶，我們只能再開車帶爸爸返家如廁。

由於爸爸意識還很清楚，包尿布是以防萬一，不至於弄髒外面的褲子，但其實爸爸很抗拒尿布裡帶有糞便的不適感，好幾次都堅持返家如廁。再次趕回家，等爸爸上完廁所，前面的步驟全都要從頭再來一次，且經此一遭，爸爸的情緒可能比原先更差、更不願配合，我得更耐心地哄他：「廁所都上了，等一下就不會想再上了，現在出門正適合，我們走！」

等到再次帶爸爸到公園，大片的陽光灑在身上，風吹和鳥鳴輕拂在耳邊，遠處遛狗的人、孩子玩耍奔跑的身影恣意又暢快……一路上罵罵咧咧的爸爸突然靜了下來，默默凝視著遠方。我也站在他身旁，享受這得來不易的一刻。

過了一會兒，我問爸爸：「推你到處走走好不好？」他點點頭，我就推他去看旁邊的小孩玩飛盤、去看花圃那邊開得正盛的花朵、去大樹下感受餘蔭的清涼，這一切都是待在家裡沒辦法感受的。我這麼辛辛苦苦地帶他出來，也絕不只是減緩他的日落症候群，而是因為我放下了這麼多東西：高薪、職場成就感、與妻小的享樂時光和個人自由，回來照顧他，就是為了讓他這段時日不至於活成一個事事無法自主的落魄老人，我希望他能活得更自在、更開心一點。

我做的許多事情，當下都沒有想太多，但回過頭來看，會發現我受我爸爸的影響非常深。我從小就看著爸爸在媽媽每一次頭痛的時候為她燒水、扶她回房間休息，看著他出門上班之前先去買菜、下班回家後又提著全家的衣服出去清洗……我想我從他身上學到的，是一個理想的男性，以及父親角色的品格，很負責任，始終願意為家人付出。

當姊姊們或弟弟回家，看到我為了照顧爸爸做的那些事，總是驚訝又佩服，但對於我來說，雖然很辛苦、很累，卻都是值得的。我很清楚，我願意成為像爸爸那樣為家人付出的人，我更願意好好照顧這個用身教教會了我這些事情的人。

照顧爸爸我從未後悔過，但我也必須坦承，這段路真的很辛苦。即使我自己體能良好，比瘦弱的爸爸健壯許多，也累得夠嗆。尤其我沒有學過專業的照護技巧，很多時候不自覺地用蠻力在支撐他的體重、協助他各種因為肌肉僵硬而難以自己完成的動作；或是為了將他輕輕放下，盡量避免讓他感到不適，而要額外出很多力氣去仔細控制自己的力道。轉為照護者不到一年，我的手臂肌肉便不斷發炎，時常疼痛難當，腰也受傷了，需要

不是因為我有多麼厲害，或是我多麼堅強，而是因為我很愛我的父母，所以我願意為他們做這一切。只有愛能成為最強大的力量。

常常去復健。

另外，原先以為和爸爸分房睡就可以確保睡眠品質，不過是我想得太理所當然。爸爸晚上時常睡不著，一個人胡思亂想再加上幻聽幻覺加乘，每每最後都是隨意嘶吼著各種話語，夾雜呼喊我的名字，不然就是在大半夜莫名地唱起日本歌來。而我也必須立刻從睡夢中醒來，趕到他身邊去。

這樣的夜晚，爸爸能緊握我的手慢慢睡著是最圓滿的結果，但很多時候沒這麼順利。爸爸徹夜未眠，內心又慌亂不安，想到要喝水、要上廁所、要開燈就喚我一聲，造成我們父子倆都無法睡得好。

白天爸爸可以補眠，我卻要準備三餐及處理眾多家事。身心俱疲、睡眠又嚴重不足的狀況下，身體的病痛越來越多，不到一年我就已瀕臨崩潰。我只好故作輕鬆地對媽媽說：「再不准我請外籍看護，妳兒子就要掛了……。」也是因為我的「慘況」，才終於說服爸媽同意申請外籍看護，至少找個人來分擔我的工作。在那之後，我晚上能夠回家好好睡個覺，白天再趕過來照顧爸爸。

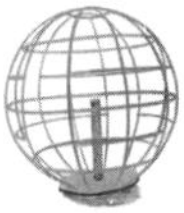

照顧的流程、怎樣做才適合爸爸，是一開始最累人也最費力的地方。這些部分磨合好以後，做起來還是很耗體力，但是在心理上，比較不會那麼慌了，可對照顧者來說，這些都不是最困難的事，難的是如何真正用心的「陪伴」。

照顧者和長輩幾乎二十四小時都在一起，除了睡覺以外，要怎麼互動、聊什麼話題竟是一個難題。很多人長大之後，和爸媽的共同話題就少了，工作、興趣和生活圈都不再一樣，年輕人的流行他們不懂，他們想說的那些家長裡短的事情，我們也不見得有興趣。且老人家往往一件事講了又講、一講再講，到後來他們開個頭，我就能接後面了，這天怎麼聊？

一開始我跟爸爸最常聊的就是生活：「想不想吃那家的便當？」「你會餓嗎？」「今天這樣出去繞一圈有沒有比較好睡？」但這類對話沒什麼好聊下去的，像這樣無聊的對話，我跟爸爸根本聊不上幾句，只剩下「哦、哦哦」的回應。

有一次，我突然想起，媽媽曾跟我說過，當年爸爸娶她的時候還只是個窮小子。於是我試著問爸爸：「爸，你以前是怎樣認識媽媽的？聽說你娶媽媽時身上壓根沒什麼錢？」

談到這件事，爸爸就來了精神，他告訴我：「我和你媽，是、是媒人介紹認識的。你媽當年可漂亮了，我一看見她就對她很有好感，不過我少年時也是很帥的！結婚的時候，你媽只、只有十八歲，我也才二十歲，然後就有了你大姊……」看著爸爸眉飛色舞，滔滔不絕接著講了二姊和三姊的童年如何又如何，一反平時的呆滯寥落，眼神中有了光彩，我瞬間明白了：這才是他真正有興趣的事情。

隨著年齡漸增，爸爸的口齒越來越不清晰，連媽媽都很難耐心聽完爸爸講一長串的話。但此時我坐在他旁邊，有聽不清楚的地方就興致勃勃地追問，爸爸也就越講越起勁。許多事情我都是第一次從他口中聽說，雖然爸爸不同於傳統年代的大男人，十分體貼媽媽，但仍然不習慣和孩子談心。要不是因為失智症給了我們許多坐下來回憶往事的時間，我恐怕永遠都沒機會聽他說這些事呢。

還有當年在糖廠的工作經驗，也是爸爸聊不膩的熱愛話題之一。當爸爸又講起這些往事，或是唱起他最愛的日本歌〈桃太郎〉時，我就拿起手機來錄影，再播放給他看，跟他說：「爸，你唱歌的時候很有明星架勢，陶醉地很耶。」他就會笑得十分開懷。

找到了和他互動的好方法，又和醫生確認過，這樣對於維持他的腦部活動及表達能力、活化腦細胞、減緩退化很有幫助後，我就更樂意當個好

有愛，一切就有意義，就值得。

聽眾，多多了解爸爸的過去了。他生氣、發病的時候我也會錄下來，作為下次回診時給醫生的用藥判斷參考。醫生告訴過我，醫療專業其實也只能用藥物試著減緩他的退化，但真正能夠活化失智症患者腦部及減緩退化，還是要靠家人朋友在日常中的相處與互動，才能做到。

除了耐心聽爸爸說話，讓他願意多表達，維持他大腦語言組織的運作外，由於爸爸服用的藥物中含有另外申請健保給付的藥，因此每次回診，都需要測試病情發展狀況，以及藥物的作用。每次我幫爸爸複習這些題目時，他總是很認真，每次回診小考的成績都很棒。我照顧爸爸的五年來，他的失智狀況從未惡化，連醫生都非常稱讚。

然而，無論我多用心、做得多好，也無法抵抗時間的殘忍，更難以奢求爸爸的身體因此變得更好。照顧爸爸這五年間，我親眼看著他從手拿拐杖，只有要出門時才坐輪椅，慢慢變成不用四腳的助行器就走不穩，再到後來已無法自己行走，只能坐在輪椅上，讓別人推著他。

那種看著摯愛之人逐漸凋零的過程，是讓人難以承受的，生命如同消逝於掌中的流沙，再怎麼拚命也抓不住。但正是因為這份拚盡全力的付出，爸爸的失智症始終沒有進一步惡化，是非常難能可貴的事情，我也將之視為我用心照顧爸爸的肯定。

與這種肯定相對，卻是照顧者時常得面臨的壓力或否定，竟然多來自親友「善意的建議」。每當有親朋好友來探望爸爸，我都是憂喜參半。喜爸爸與親友相聚之歡喜，看他高興，我也開心；憂的是親友們半年一年才出現一次，但每個人都有大把「叮嚀」想要趁機說出來：「吃銀杏不是可以活化大腦？對失智症有沒有用啊？要不要買給爸爸吃吃看？」「有沒有買雞精還是人蔘給他喝？那個可是比你天天給他吃飯補多了，千萬不要省這種錢。」「買菜的時候不要因為他咬不動就不買肉，讓老人家多攝取蛋白質可是很重要的，知道嗎？」「你該不會只有常常推他出去散心吧？既然他肌肉僵硬，就應該要幫他按摩啊！」

……他們不知道能交出這一張始終維持在六、七十分而不退步的考卷，花了我和爸爸還有外籍看護多大的力氣。每個人來，都想提出他們的建議，好像只要照他們說的去做，明天就可以考一百分一樣。後來我也一律都回以「好的，謝謝你提醒我」，盡量自我開解，不把這些壓力放在心上，避免和他們起沒有必要的爭執。

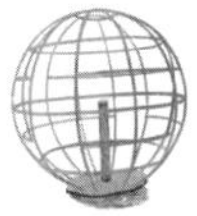

日子就這樣逐漸過去，我的生活幾乎都圍著爸爸轉，偶爾從爸爸的談話中聽到新的故事，能讓我回味許久；如果哪天他手腳靈活一些，我也會因此感到開心。然而生老病死實乃人生之必然，他仍然逐漸老去，最後是因為巴金森氏症導致的食道肌肉僵化，使他難以自行吞嚥，在被餵食時嗆

到，引發肺炎而離開的。

在他生命的最後一刻，所有家人都趕回來陪在他身邊。我握著他的手，那雙小時候無數次打過我屁股，指著我氣急敗壞地責罵；也會溫柔地在媽媽頭疼時幫她熱敷，能洗衣能買菜；曾經那麼有力，又越來越瘦弱，卻會在看到幻覺時迸發強大力量，但又漸漸無力的手，就這樣永遠地鬆開了。

我照顧爸爸整整五年，直到他九十三歲離世為止。

爸爸離世後，我接著照顧媽媽。媽媽本來沒什麼大病，但一次跌倒後，申請到的外籍看護又都不如預期，我便將媽媽接到家裡，親自照料。當時媽媽已經九十六歲了，醫師說如果不願動手術、灌骨漿，就只能疼痛時帶到醫院打消炎止痛針。

我想了想，媽媽雖然身體一直不算太好，但嫁給爸爸以後，卻也沒有生過什麼大病、沒吃過什麼苦。我既是不忍心看媽媽承受這樣的疼痛，亦

愛不是說因為他們是你的爸媽，自然就會有愛，
而是需要付出時間彼此陪伴互動累積出來的。

是因為媽媽如果一直不舒服，心情一定不會好；長輩心情不好，照顧者通常也不會過得很愉快。於是我還是花了幾十萬，帶媽媽做手術、灌骨漿。

手術並非一勞永逸，媽媽後續還要穿鐵衣，也要復健。在復健完成之前，其實還是會痛、會不舒服。她此時年事已高，越發禁不起病痛折磨，常常跟我抱怨：「我已經不想活了，活那麼久要幹嘛，痛苦得要命。花那幾十萬有什麼用，我還不是痛！」脾氣一來，說不吃飯就不吃飯：「這些都拿走，我不吃，反正我也不想活了。」然後她就回房躺下不理人了，也不願意配合復健。

而她因為身上還有傷口，不僅需要定時換藥，也無法洗澡、如廁，我一邊耐心地幫她更衣、擦身體，一邊按捺住疲憊慢慢哄她：「妳看，本來花了那幾十萬，如果好好復健，妳就可以完全好起來，照樣可以自己走路。可是妳現在怕痛，不肯復健，什麼都不做，妳就只能一直躺在床上躺到死，這是妳想要的嗎？」

媽媽多少鬆動了些，瞥開的眼神開始不時地偷瞄我兩下，但還是嘴硬地說：「我就不要那麼痛，躺到死就躺到死啊。」

我接著對她說：「如果妳不復健的話，那我也不理妳了，妳就這樣躺著，我看妳怎麼辦！」

媽媽果然還是緊張了，伸出手來拉住我：「不行不行，做就做。」

我邊擰毛巾，邊協助媽媽穿好衣服，對她說：「那等一下我們就起來，在客廳走兩圈。妳走完，我就去買螃蟹給妳吃。」

媽媽聽到這裡，眼裡才總算有了一點笑意。媽媽愛吃蝦蟹，在她耍賴不配合復健的時候，我只得這樣軟硬兼施，才有辦法逼她每天乖乖運動復健。

都說老人是小孩習性，只想辛苦幾天就要看到成果，天底下哪有這種好事呢？有時隔天醒來，媽媽發現成效緩慢，又不開心了，要嘛哭哭啼啼，要嘛擺臭臉給你看，新一天份的鬥智鬥勇再度展開。

我思考著要跟她說什麼道理，還是乾脆再講嚴重一點嚇她，轉而又想著今天要換買什麼「獎勵」給她，才不會讓她吃膩。偶爾，我也會拿出之前幫爸爸錄的影片放給她看，和她一起懷念爸爸，問她：「妳覺得爸爸會想看到妳這樣，他一不在就不願努力，放棄自己嗎？」

這樣過了整整三個月，艱難的程度堪比我初回家照顧爸爸的頭一個月。這次沒有外籍看護幫忙，我幾乎每天都沒睡好。但這一切，在媽媽完全恢復，又能去長照中心上課，唱歌跳舞也都跟得上時，我就知道，都是值得的。

媽媽生命的最後兩年，因為我堅持陪她復健，她還是可以去上課，可以自由活動。每當她下課回家，和我炫耀今天的作品，或是自然地哼著上課時聽到的音樂，踏著課堂上教的舞步，絮絮叨叨地跟我說隔壁的同學如何如何、老師教了什麼等等，我都覺得特別欣慰。

爸爸、媽媽人生的最後一里路，我都隨侍在側，陪著他們走完。當他們相繼離開，我無事一身輕以後，許多朋友都問我：你退休這些年，一個月十幾萬，你自己算算看，你少賺了多少錢？而且除了照顧你爸爸、媽媽，你什麼事也沒做，現在想起來，會不會覺得後悔？

無論再多人問我，我的答案都一樣：「辛苦歸辛苦，但我從來沒有後悔過。」

在照顧他們、陪伴他們的過程中，我和爸媽有了許多更深入的交流，那是從前即使每週都回老家探望也達不到的。我得以更了解爸媽，陪他們回憶他們的人生點滴；這讓我在失去他們的時候，回想起來，心中能有滿滿的溫暖記憶。

反觀那些沒有回家照顧過父母，或是把父母送到安養院後，父母很快就離開人世的朋友，每每和我談起這些事，總有這樣那樣的遺憾或悔恨。

回首那些日子，有許多難以對外人道、書不盡的艱辛，我也明白了「久病無孝子」是真的。同時面對年老體衰與病痛纏身，很少人還能溫和

我很樂意我留在孩子們心中的，
也是這樣甘願為所愛之人付出、無怨無悔的身影。

地對待他人，至親也是一樣。我爸爸從前那麼疼我媽媽，但在照顧他的過程中，我媽做得不夠周到，他也沒少罵人。

我很清楚，我能撐過這一段，不是因為我有多麼厲害，或是因為我多麼堅強，而是因為我很愛我的爸媽，所以我願意為他們做這一切。只有愛能成為最強大的力量。

什麼事情都是這樣，工作也是，學習也是。如果沒有喜歡、沒有愛，沒有發自內心感到那是自己想要去做的事，做久了就會厭煩，覺得浪費時間、浪費生命。如果那件事情還很多困難需要克服，人就會開始唉聲嘆氣、怨天尤人，因為他不知道為什麼非得去吃那個苦不可。但有愛，一切就有意義，就值得。

愛不是說因為他們是你的爸媽，自然就會有愛，而是需要付出時間彼此陪伴互動累積出來的。如果你和爸媽既不住在一起，又忙到很少回家，爸媽對你來說就是活在電話那頭的幾聲「吃飽了沒？」，或是Line另一端的幾張長輩圖，那怎麼會有感情？遇到事情的時候，哪有辦法憑這種薄弱的連結，就為了對方犧牲一切？

有些人會跟我說，你這麼孝順，相信你孩子也會受你影響，以後也會孝順你的。這我還真不敢打包票，因為誰都無權去代表另一個人的想法。我也不是為了以身作則而去照顧爸媽，單純是因為我想做、我願意做。或許就像爸爸無怨無悔為家人付出的身影，始終留存在我心中，潛移默化影響著我做人處世的態度一般，我很樂意我留在孩子們心中的，也是這樣甘願為所愛之人付出、無怨無悔的身影。

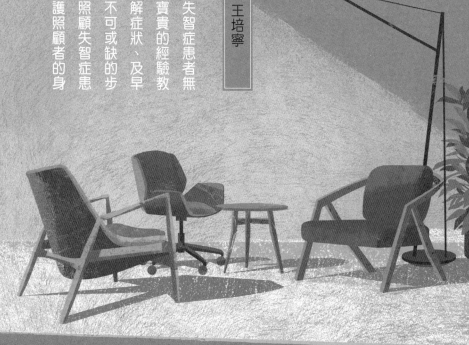

失智症診療室

台北榮總特約醫師　王培寧

這個故事不僅展示了一位家屬對失智症患者無怨無悔的愛與付出，也為我們提供了寶貴的經驗教訓。在照顧失智症患者的過程中，了解症狀、及早診斷、耐心照顧和尋求專業協助都是不可或缺的步驟。通過這些方式，我們可以更好地照顧失智症患者，提升他們的生活質量，同時也保護照顧者的身心健康。

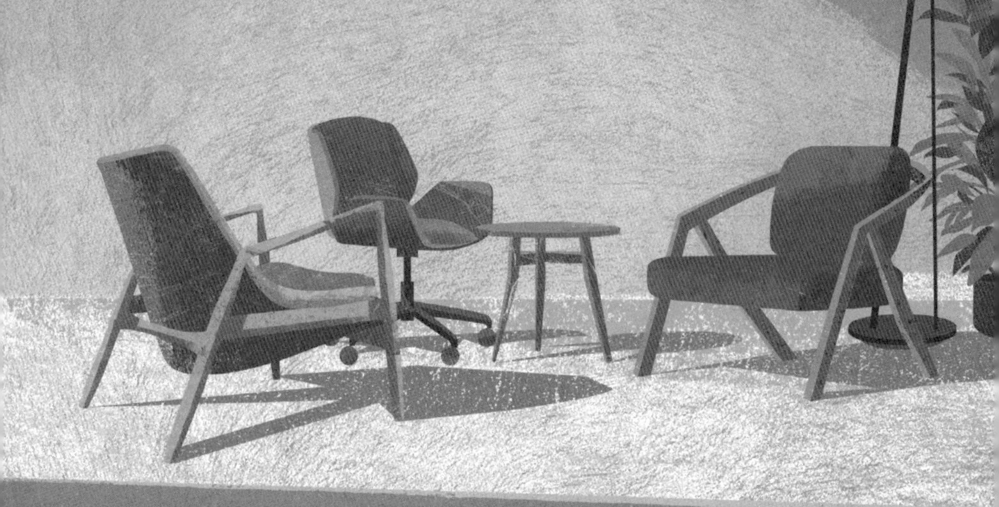

一、失智相關症狀

1. 時間和空間感混亂：

故事中的父親在午餐時說成晚餐，無法分辨星期六和星期天的順序，甚至混淆麻豆與台南的地理位置。這些都是典型的失智者對時間、日期和場所的錯亂。

2. 重複問題和行為：

父親在車上反覆問「要到了嗎？」的行為也是失智症患者常見的表現，反映了他們短期記憶的缺失。短期記憶的損失會導致患者反覆提出同樣的問題，尤其當他們感到焦慮困惑時，家屬需要具備極大的耐心來回應和安撫，家屬也可以主動出擊，主動和患者聊一些他有興趣的事，再定時告訴患者還有多久會到目的地。化被動為主動，是照護技巧之一。

3.合併巴金森氏症狀的患者常出現視幻覺：

故事中的父親在夜晚出現幻覺，認為看到了已故的祖父母，這些現象是失智症伴隨的精神症狀。尤其在路易氏體失智症（註1）中特別容易發生。正確的診斷很重要，可以幫助照護者了解為何會出現這些症狀，以及要如何訂出相對應的照護方法。巴金森氏症的藥物副作用也可能加劇幻聽和幻覺，如何在緩解巴金森氏症所造成的肢體僵硬，和其可能產生的副作用中，取得藥物劑量的最佳平衡點，需要照護者和醫師良好的溝通討論。

二、失智症的照護建議

1.對於不斷的提問保持耐心和愛心：

照顧者需具備極大的耐心和愛心，文中育志儘管面對父親的不耐煩和頻繁的要求，仍然以平和的心態對待父親。可以的話，不等患者問便主動告知使其安心，或轉移注意力和患者聊天、做他們有興趣的事，也是不錯的方法。

2. 在浴室廁所營造安全環境：

由於浴室濕滑易導致跌倒，為了讓失智症患者有安全的居家環境，安裝防滑墊、扶手等安全設施能有效減少意外發生。這不僅能讓失智症患者更舒適地生活，減少事故的發生，也讓家屬能更安心。

3. 尋求專業協助：

當考慮要請外藉看護時，卻受到患者的強烈反對，這其實是很多家屬遇到的難題，如何讓長者慢慢適應有人在家幫忙，是一個需要漸進引導的過程。除此之外，還可考慮長照服務的幫忙，讓長輩漸漸習慣有人到家中的情境。

文中育志有提到支撐爸爸身體移動時的艱辛，其實這類的動作是要學習的。育志當年在照顧時，不像現在有那麼多資源，真的是很辛苦。現在有許多照護的課程可以上，也可以請長照人員來家裡幫忙，同時和他們學習如何幫忙患者移位，以減少對照護者的傷害。

註1：路易體失智症是一種突觸核蛋白病變（synucleinopathy），病理特徵是大腦中α-突觸核蛋白（alpha-synuclein protein）在大腦皮質的異常沉積。患者會在短期內同時出現認知功能減退和類似巴金森氏症運動功能減退的症狀，這種失智症患者常會出現視幻覺、睡眠障礙，症狀時好時壞波動性很大。

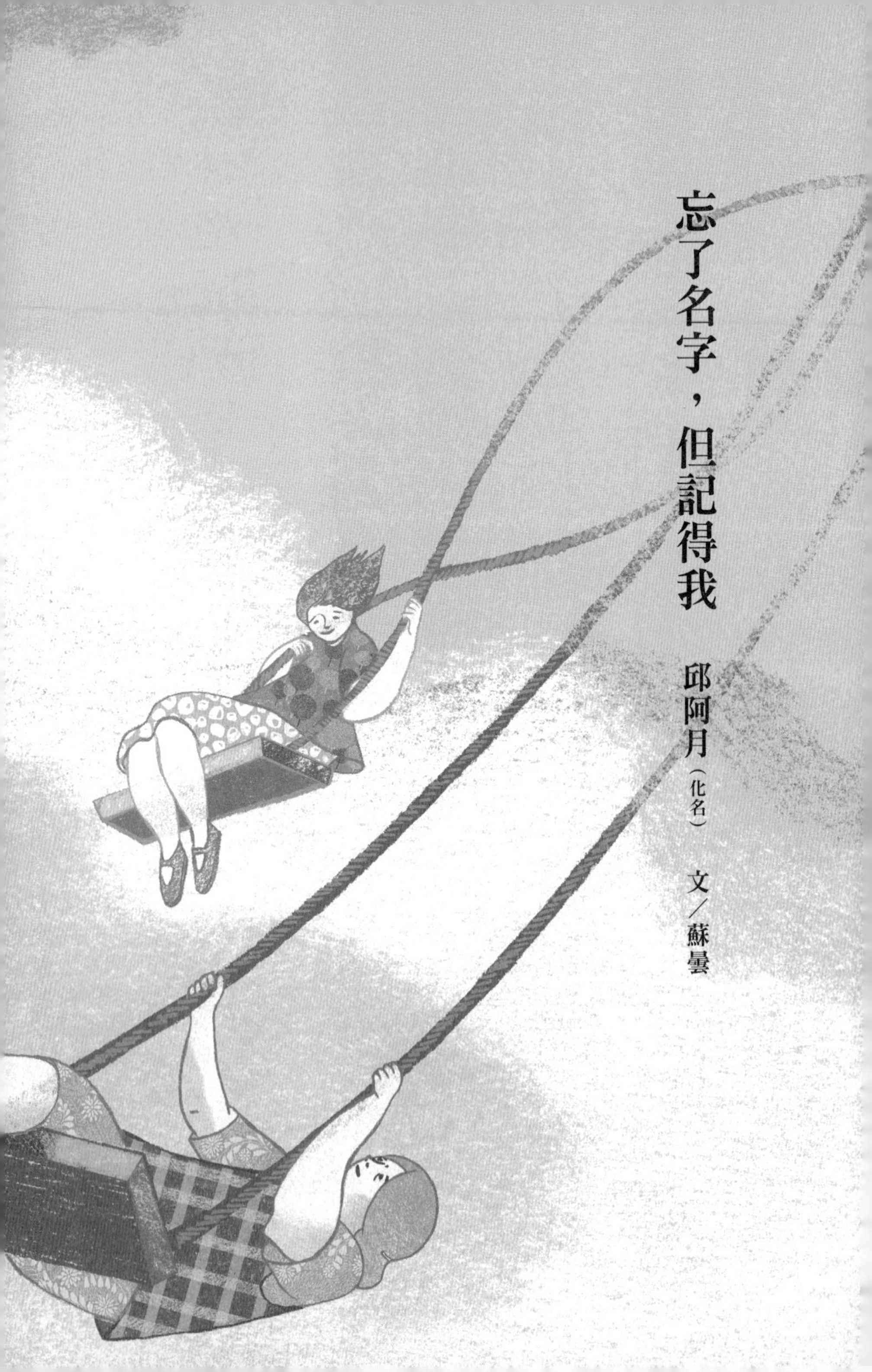

忘了名字，但記得我

邱阿月（化名）

文／蘇曇

【從負面思路中突圍】

痛苦是纏人的軟鏈，在不經意時，我們已經被團團圍困，鋪天蓋地的負面思路，有如疼痛般蔓延。

我們必須掙脫這痛苦的束縛，衝出負面思路的包圍，一定要提起正念。

哪怕那正念細如毛髮、小如芥子，也都珍貴無比。只要它出現，就是拯救。

《希望・新生2》心之勇士022

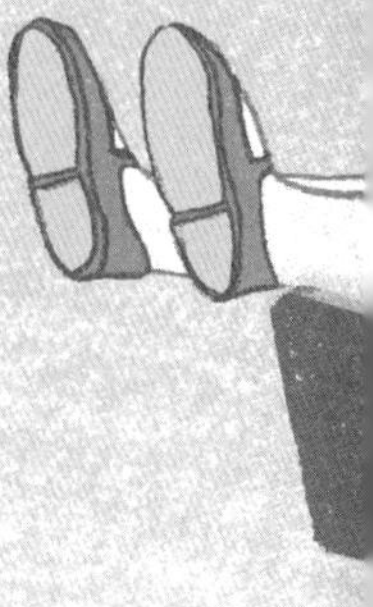

在這世上，父母與子女之間的親緣，
是看似最自然，卻又緣法難定之事。

在這世上，父母與子女之間的親緣，是看似最自然，卻又緣法難定之事。我們血脈相連，生命相依，本應是世界上最親密的人；但人類太複雜，感情、相處，加乘起來有太多不可捉摸的變數，不到後來，誰也說不準命運的安排，會讓彼此走到何種境地。

我就是這樣的。曾經「父母」在我的生命中，只是一個朦朧而模糊的詞彙，直到媽媽八十八歲那年，把她從床、椅都已發霉長蟲的老家房間中接出來，帶到我身邊來照顧，她的面目和神情，在我的生命中才終於開始清晰起來。

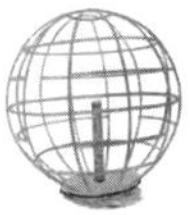

我的老家在台東，家裡足足有十二個兄弟姊妹，我排行第十一。爸爸

是個農夫，務農之餘還擔任鄰長，勤奮且樂於助人。媽媽則是家庭主婦，負責照看我們這一大家子。

我從小是哥哥、姊姊帶大的，二哥和二姊最照顧我，尤其是二姊，她大我七歲，小時候都是她帶著我做家事，我上學後就陪著我做功課。在那個父母多忙於生計持家、並不講究和孩子心靈交流的年代，我跟爸媽實際相處的時間少得可憐。但我們那一輩，好像也不太有人在意這些。

現在想來，爸媽對我最大的影響，大概就是即使家境不算寬裕，也堅持讓所有孩子都接受基本教育，且無一人行差踏錯；甚至行有餘力時，還要回饋社會，這些是我從身為鄰長、總是熱心奉獻的爸爸身上學到的品格。反而要我說和爸媽之間有什麼深刻的記憶？我還真的說不出來。

在我生長的年代，家裡的錢是要留給男孩子繼續讀書的，女孩子能念到國中就已經不錯了，於是我國中畢業後便離家到台北去半工半讀。離家前，媽媽二話不說拿出一個月的生活費給我，要我在外頭好好照顧自己。

人整理環境，是不是也該找個時間回家幫媽媽整理打掃？過去的那段時間裡，我無暇他顧，忽略了身邊諸多人事，但現在的我已經有為別人付出的能力了，也該回去幫媽媽好好打掃家裡了吧。

就是這一瞬間的起心動念，把我和媽媽之間原先淡薄得幾乎像要消失的親緣，又重新連接了起來。

我們家十二個兄弟姊妹中，有三個因為意外或疾病很早就過世了，最後是五哥留在祖宅照顧媽媽。我知道五哥這些年身體一直不太好，五嫂也離家出走好多年了，想到這裡，我其實有些擔心哥哥有沒有餘力好好照顧媽媽，但前幾年過節回家探望，除了老家雜物堆積亂了些，其他都還好，不過是一段時日不見，應該差不到哪去。

然而回家時親眼所見的場景，讓我感到無比的震撼。

我清楚地記得，那是一個國慶連假。我充滿幹勁地回到台東老家，打算要好好幹活，把家裡整理得煥然一新。但當我踏進媽媽的房間，看到的是在沙發床上蜷縮成一小團的她，空氣中的酸臭味濃到了讓人無法忽視的程度。

我皺起眉頭慢慢接近，媽媽身上不僅散發著餿臭味，衣物也是骯髒不堪，一看就是好幾天沒洗過澡了。她的皮膚又黑又髒，許多地方像鱗片般乾硬脫屑，上頭散布著無數細小的傷口。再看看她所在的這張沙發床以及旁邊的椅子，滿是大片的霉斑，細瞧還有細小的蟲子在蠕動著！

我強壓下心頭的震驚與不適，盡量自然地說：「媽，我回來了。」

媽媽翻過身來看了我一眼，抓了抓因為有蟲爬過而搔癢的手臂：「是妳啊。」又若無其事地翻過身打算繼續睡覺，一切都表明媽媽很習慣生活在這個髒臭的環境。

原來已經八十八歲的媽媽，閒來無事會去撿垃圾做回收。哥哥嫂嫂們認為老人家有事做、能活動身體，總比待在家裡什麼都不做要來得好，因此未曾阻止。但常流連於垃圾場之類蚊蟲叢生處，讓她整個人都髒兮兮

佛菩薩讓我來照顧媽媽，相信是祂為我做的最好安排，我能夠因此學習面對人生，並且學會接受、處理、放下，以及感恩。

的，長期日照曝曬也讓她的皮膚出了問題，這些沒有和媽媽同住的兄嫂們都不會知道，唯一和媽媽同住的五哥，則囿於自己的身心狀況不佳，不僅未能顧及媽媽，讓媽媽有一餐沒一餐的，有時他壓力過大，還會對媽媽施暴。聽村莊裡的人說，附近的人不忍心，偶爾拿些食物給媽媽，媽媽也就靠著村裡的善意度日。我聽到這裡，真的難過極了。

那個連假，我把媽媽帶到住在附近的二姊家洗澡，為她換上新衣服，煮飯給她吃，也將她房裡那些布滿髒汙的家具一併換新了。媽媽對於這些「好事」似乎沒有特別開心的樣子，反而畏畏縮縮、客客氣氣地對我說了幾聲「謝謝」，我不禁感到心酸。

臨走前，我殷殷叮嚀五哥對媽媽的狀況要多上點心。「哥，我知道這些年你也過得很艱難，媽媽的衣服和寢具我都換掉了，拜託你平常還是多注意一下。還有，要讓媽媽三餐照常吃，也要記得幫她洗澡，不要讓她老是又臭又髒的，行嗎？」確認五哥慢慢地點了點頭後，我才離開。

然而一個月後，我請二姊前去探望，依然沒有改善。我想，五哥自己各方面都不太順利，可能沒有多餘的心力照顧媽媽了，因此我們先將媽媽帶到二姊家暫住。幸好二姊平日將自家打理得很好，她的先生和婆婆沒有多說什麼。

為了好好討論媽媽的安養問題，我接著在通訊軟體上拉了一個我們全部兄弟姊妹的群組，但有的不是直到現在也不願加入群組，就是加入了，卻礙於另一半的不滿，不方便參與照顧或資助。願意接媽媽到家中輪流照顧的，最後只有二姊、三姊和我。

我們三人徵得媽媽同意，額外多分了一點財產，作為媽媽日後的花費。可沒多久，三姊就改變了心意，提議將媽媽送到安養院。對此，我內心多少有些無奈，但從頭到尾我都很清楚一件事情：其他兄弟姊妹，他們想和媽媽建立什麼樣的關係與連結，那是他們和媽媽之間的事情，我無從置喙；而我想和媽媽建立什麼樣的關係、我想怎樣對待媽媽，這是我自己可以決定的。

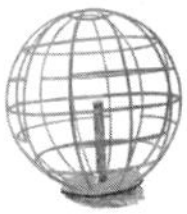

我和二姊約定好輪流照顧媽媽，直到她生活起居需要高度醫療介入時，才考慮送到安養院交由專業人士照護。為了更好陪伴媽媽，專職保母的我減少了收托的小孩數量，只帶一個小孩，以確保有足夠的心力可以維持生活品質。

媽媽即使來到我家，仍絲毫不敢放鬆，一雙眼睛不安地轉來轉去，我看了心裡不捨，不知道為什麼，雖然我們母女相處不多，卻沒有任何的陌生感，甚至家裡有媽媽在，我感到無比自在。我希望媽媽和我有同樣的感受。

「媽媽，從今以後，我和二姊會好好照顧妳，請妳放心。」在帶媽媽去醫院做全面、詳細的身體檢查之前，我認真地對她這麼說。而她只是抬起頭，略帶不安地看了我幾眼，並沒有說話。

無論是抽血、檢驗等檢測項目，媽媽都高度配合，不喊痛也不抵抗，護理師稱讚她很勇敢，我跟著應和，媽媽也沒有太大的反應。我告訴自己，媽媽長年待在髒亂黑暗的房間，不習慣與人互動，我要有耐心。幸好年近九十的她，完全沒有一般中老年人身上常見的三高問題，血壓、血糖及血脂都很正常，奇怪的是，來到我家後，明明三餐和衛生習慣都改善許多，媽媽那鱗片般糟糕的膚況，以及身上各種細小的傷口，卻始終都沒有改善。

我一直以為媽媽的皮膚病，是因為撿回收又不注重衛生所造成的，誰知進一步檢查，卻是令人不敢置信的噩耗。

「這是原位皮膚癌。」聽到醫生這麼說，我整個人都傻了，下意識反

誰說親子之間的感情是不需要培養的呢？正因為我有了和媽媽朝夕相伴的日子，我發現自己更在乎的，是我們在一起的時光。

問：「那要怎麼辦？」

「需要開刀挖除位在左眼旁邊的病灶，後續還要化療。」醫生說。

若要治其根本，當然是動手術比較好，但媽媽年事已高，又因為之前缺乏妥善照顧而有些瘦弱，我和二哥、二姊經過艱難地討論後，決定放棄手術，改以每日搽藥。

我沒有讓媽媽知道皮膚癌的事情，只是從那時候開始，我就自學做天然且對肌膚較無負擔的手工皂。每次買回一大堆材料，我就會拉著媽媽來和我「同樂」：「媽，妳看這是什麼？我又要做肥皂給妳用囉，開不開心？妳這次想要什麼顏色的？這個葉子的模型是我新買的，有沒有很漂亮？」

從沒接觸過這些東西的媽媽笑著在我身旁坐下，眼睛在各色材料中間轉來轉去，遲遲無法決定。於是我大聲宣布：「草綠、薰衣草紫還有玫瑰粉的肥皂我們各做一些怎麼樣？」媽媽笑得更開心了。

洗完澡以後，我也會用精挑細選過的乳液幫她慢慢按摩，每一吋肌膚都仔細塗抹，每個地方都不放過。看媽媽坐著發呆，我便對她說：「高級按摩服務，妳很幸福喔！」媽媽又笑了，一面點頭應是。看著她臉上越來越多笑容，我也覺得十分幸福。

隨著媽媽臉上開始長肉，人也越發有體力了，我著手進行安排，解決媽媽身體的小毛病，希望她可以過得更加舒適。像是媽媽牙口不好，牙齒掉了不少，僅存的牙齒也大多搖搖欲墜，咀嚼不順，不只吃東西慢，也變得很挑食，於是我帶她去做了假牙。

解決了牙齒的問題，又發現媽媽的眼睛出了狀況。最初，我以為媽媽是因為腿腳沒力氣，才需要拄著拐杖走路，不然就很容易跌倒。住在二姊家時，媽媽就跌了一次，接她過來住後，我就格外注意她走路的情形。這一仔細看才發現不太對，媽媽用拐杖的方式，比較像在探路。

「媽，妳是不是看不清楚？」

「有一點。」

這一點究竟是多少，用說的恐怕也說不清楚。帶媽媽去看了眼科，才知道媽媽雙眼其實都有非常嚴重的白內障。眼睛看不見，對生活的影響可不是開玩笑的，照顧上的困難也會增加好幾倍，評估過後，我們還是幫媽媽安排了手術。

我跟媽媽說：「媽，開了刀後，妳就可以看得清楚一點，不會再跌倒受傷，妳說這樣好嗎？」我繼續說：「這是小手術，會幫妳打麻醉，不會痛，一下子就好了。不過要在眼睛上動手術，妳會不會怕？」

媽媽看向我，笑笑地說：「沒事，我相信你們的決定。」

不得不說，這份信任讓我備感窩心。我覺得我和媽媽之間的隔閡，似乎也一點一滴被修補起來了。

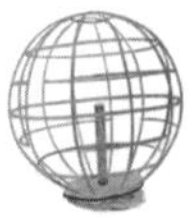

媽媽就此在我家安頓了下來。我把原先兒子的房間挪出來給媽媽住，兒子偶爾回來，就在客廳沙發上將就一下。平日裡，家裡除了我就是一老一小，媽媽個性溫和，挺受我帶的孩子歡迎，我也樂於讓他們共處。

有一次，我在廚房洗奶瓶，眼角餘光留意著客廳裡媽媽和小朋友的動向，看到小孩慢慢朝媽媽爬去，有媽媽照看，我放心地繼續忙手上的事。過了一會兒，卻沒有如我預期地響起那個愛笑孩子的咯咯笑聲，我好奇地看過去，卻見媽媽正在偷捏那個孩子。我嚇了一大跳，趕快裝作若無其事地走到客廳把那個孩子抱走。

那天晚上，我跟媽媽說：「我今天看到妳偷捏小朋友了。為什麼要這樣，那可是我的『老闆』耶。妳不可以這樣，如果真的把他們捏到瘀青，我要怎麼向人家的爸媽交代？」

媽媽聽了，愧疚地低著頭，一言不發。

我走過去拉起她的手，蹲下來平視她的眼睛，試著盡量柔和地問她：

「妳這麼不喜歡小孩子嗎？為什麼？他很喜歡妳啊！」

媽媽這才慢吞吞地說：「因為以前帶你們十二個小孩，我真的好累。所以他剛剛碰我，我就忍不住……」

那一瞬間，我心臟緊緊縮了一下。我自己是得過資優保母表揚的人，但我同時帶三個小孩，就已經忙到人仰馬翻了，真的不敢想像小時候媽媽是怎麼帶大十二個小孩的？接連生育的疲累，加上負擔一家的家務，她連自己休息的時間都沒有了，怎麼還有辦法顧到每個孩子的心情？所以才會讓大小孩帶小小孩，不然怎麼顧得來？

了解媽媽甚至因此留下了陰影，我無法再對她從前的忽視有任何的怨言，反而我很感激她當年還是把我們都好好養大了，對她只有無限的敬佩。

我決定要讓那個過往走不出老屋、只能接受命運安排的媽媽，重新認識外面的世界。我替她換上色彩鮮亮的衣衫，也幫她擦指甲油，細細塗上繽紛的顏色，希望她的心情也跟著輕快起來。看著她漸漸擺脫沒精打采的灰暗模樣，我就更有動力帶著她去嘗試新的事物。

為了讓她多交一些朋友、與外界接觸，我也送她去日照中心上課。她一開始非常抗拒，繃著一張臉站在門口，總要等我哄她進去上課，我才能回家繼續做自己的事。社工跟我說，每當我離開後，媽媽總是很不安，我去接她下課，問她明天還想不想來，她都緊閉著嘴巴，一句話也不回我，像個孩子一樣。

我和社工一起討論出了「來上課，拿紅包」的點子。回家後我一如往常地問媽媽：「今天開心嗎?明天還想去上課嗎？」

媽媽幽怨地瞪著我，閉緊嘴巴。

我故意嘆了一口氣才說：「唉，其實送妳去那邊，不只是想讓妳有點事做、多交一點朋友，每天如果有認真上課，那邊的社工還會發紅包耶，可惜妳大概是拿不到了。」

媽媽果然被引起了興趣：「真的嗎？真的有紅包可以拿？」

隔天，她自己早早梳洗完畢，在等交通車來載的時候，認真地跟我說：「今天我要早一點去拿紅包！」她頭一次沒有不情願，自己拄著拐杖手腳靈活地上了車。下課回到家，她喜孜孜地向我炫耀她從社工那邊領到的紅包，去日照中心上課終於變成了一件讓她既開心又期待的事情。

每天早上，我負責把媽媽打扮得年輕有朝氣，讓她出門去接受同學和社工的讚美，也期待著她今天又會帶回什麼勞作回來，那是一段我們都很開心的日子。至於紅包是哪裡來的？那當然——是我趁她不注意的時候偷塞給司機，再請司機交給社工的。

我一直有意識地讓自己有空時多走出戶外、接觸人群，有助於開闊心胸，對抗憂鬱症。媽媽來到我身邊的頭兩年，成了我的最佳玩伴，我常帶著她上山下海，我們一起泡溫泉、露營、看海，到處吃喝玩樂。我甚至還用輪椅推著她，讓她和我一起參加過好幾次路跑！

路跑是我的興趣之一，藉由不歇止地前進，煩惱會漸漸自腦中抽離，只能專注在自己的呼吸上。即使照顧媽媽，我也從未停止過跑步。

有一次因為地點在屏東，要特別早起做準備，前一天晚上我特地先跟媽媽說：「媽，我明天路跑要去到屏東，需要很早起床，我怕這樣妳會太累，所以妳留在家裡，我幫妳準備早餐放在桌上，妳起床的時候記得吃。我大概十點半就會回來準備午餐了，這樣好不好？」

媽媽聽了以後，一句話也沒說，只是一直看著我。

我試探地問她：「還是說……妳也想去？可是很早就要起床耶。」

媽媽答：「妳如果推我我就去，這樣不就可以了。」說完還露出有點埋怨的表情。

只要我還記得她，我就不會失去她。

平常我說去哪裡，媽媽就跟著我去哪裡，我也不清楚她到底喜不喜歡，沒想到才一次沒帶她，她就覺得很委屈，真的是很可愛。所以我便帶著媽媽上路，我推著她的輪椅，時跑時走，就這樣走完全程。半走半跑到達終點的時候，我跟媽媽說：「妳看，我們走完了，我們超棒的！」媽媽雖然一整路都坐在輪椅上，這時候也興奮得不得了，忍不住舉起手來胡亂揮舞著，然後我們一起哈哈大笑。

我們也一起去露營很多次，我鋪了地墊，和媽媽躺在帳篷外面的草地上看星星。

我問她：「沒有家裡的床舒服，有覺得不習慣嗎？喜歡這樣出來玩嗎？」

她的聲音裡帶著一點點的激動，一邊點頭跟我說：「喜歡！這裡好漂亮。」

我們看著夜空中閃爍明滅的星星，沒有特別要講什麼或做什麼，就靜靜地享受那一刻。

過了一會兒，眼前竟飛過一些綠色的光點，旁邊的遊客都在小聲低呼：「有螢火蟲耶，是螢火蟲耶！」我也趕快轉過頭去跟媽媽說：「妳有看過螢火蟲嗎？妳看到了嗎？就在那裡！」媽媽也轉過來，眼前的營火與飄忽的螢火，襯著天上的星火，倒映在她笑意滿滿的眼裡。

天氣好的時候，我帶她去看海，坐在海邊吹風，聽海浪拍擊的嘩啦聲，看浪來浪碎，我們的內心無比平靜；天氣熱的時候，我就帶她去逛百貨公司；下雨天，我也會開著車帶她看雨景。在路上看到什麼想吃的東西就買來吃，留下很多美好的回憶。我甚至會覺得，這些日子是在彌補我從小沒機會和媽媽多互動的遺憾。

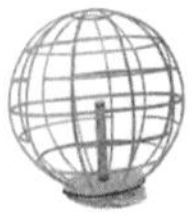

好景不長。

老人家的腸胃本就較弱，過了兩年，高齡九十的媽媽排便不順的問題越發嚴重，吃益生菌或是軟便劑的作用都不大，所以每隔幾天發現她沒有上廁所，就要戴手套幫她把那些比較硬的、不容易自行排出的糞便挖出來。

有一天，我走進她的房間，一股惡臭撲鼻而來，緊接著我看到的是牆面、房間各處都糊滿了大便。

當下我簡直難以置信，立刻破口大罵：「妳在做什麼！為什麼要把大便糊得到處都是！妳看看這房間被妳弄得又髒又臭的，最後還不是要我來清！妳有想過我要怎麼把這些東西弄掉嗎！妳有考慮過我的辛苦嗎！妳為什麼要這樣，妳說啊妳！」我又不是聖人，只想將情緒宣洩而出。

但氣過以後，還是要忍住不適趕快清理，畢竟拖得越久，越難處理。

我扶著媽媽到浴室沖洗的時候，她一直沉默低著頭，不敢亂動，也不敢看我。我幫她清洗乾淨換好衣服，又去清理她的房間。此時我冷靜下來，懊悔自己剛剛實在太過激動。媽媽一定也不是故意要找我麻煩，我為什麼不先去了解，而是那樣吼她呢？

於是整理好房間後，我又去向她道歉：「媽，對不起，是我太兇了。我不應該對妳大小聲，我很抱歉。」我向前抱了抱她，示意我們和好了，她也對我笑了笑。

但也是從那時候開始，她的身體狀況漸漸變多了。如果便秘太多天，也會影響食慾。看著她沒精神的樣子，我總會忍不住一直質問自己：最近天氣變化沒有很大，她吃的東西是少了點，可是不至於有這麼大的影響，問題到底出在哪裡？為什麼她變得這麼容易累？為什麼問題會變得這麼多？

而像是糊大便那類的脫序行為，只要發生過幾次，我便會時常提心吊膽地想著哪天還會不會再發生。我不禁開始負面思考：她這麼老了，現

是我在照顧她，但也是她在渡我。

在出那麼多狀況，她是不是要不好了？如果她下次做出更誇張的事情怎麼辦？如果她精神越來越差，她會不會有一天就下不了床了？……

有時候，忙了一整天，把我帶的孩子交還給家長；家事都做完，確認媽媽睡前的藥也吃了，讓她好好上床睡覺，回到自己的房間，我會發現自己累得說不出話來。有時候內心有種沒來由的悲傷，卻流不出眼淚。即使經過一整晚的休息，隔天也無法恢復活力。感覺自己像是沙漠，沒有水、沒有生命，只有一堆風一吹就會全部飛走的沙，空空的什麼也不剩。

然而，無論每天醒來後有多麼消沉，我還是會面對現實，做今天該做的事。但同時我也意識到：現在的生活，超過我能承受的極限了。我和憂鬱症已經共處了很多年，一有苗頭，我就會立即意識到：我需要向外求援。

我和社會局聯絡，感謝我們的政府，立即為我提供了一些心理輔導的課程。同時我也在福智學習，尤其是觀功念恩的概念，成為我心靈抒發的一個管道，讓我能夠多去憶念他人的恩德，時時提醒自己：佛菩薩讓我來照顧媽媽，相信是祂為我做的最好安排，我能夠因此學習面對人生，並且學會接受、處理、放下，以及感恩。就算平靜的日子並不長，我也會懷念媽媽身體尚佳，可以到處去玩的日子，但是我知道，我需要做的就是提早做好準備，並且珍惜媽媽還在的每一刻。

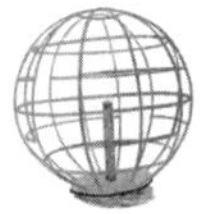

有一陣子媽媽一直高燒不退，住院檢查出她的腎臟有一顆惡性腫瘤。考慮到媽媽的年紀和身體，我們最終還是沒有讓媽媽接受治療，而是帶她回家，多為她補充營養品，幫她熬雞精之類。

我不想媽媽人生的最後，是在痛苦的醫療中度過的，我想她有尊嚴地走完這一生。

剛回家那段時間，媽媽沒什麼力氣，整個人昏昏沉沉，只想睡覺，我看她很累，也減少了外出，靜靜地陪在她身邊。一直到半年後，她體力恢復，醒著的時間多了，人卻還是很少說話，我才開始覺得不太對勁。

媽媽本來話就不多，從前我問她高不高興？喜不喜歡？這樣好不好？她至少還會回我幾句，但在那場大病之後，她變得只會點頭搖頭。有一次她轉過頭來要叫我，看著我老半天，話就在嘴邊，卻什麼也沒說出來。

「媽，妳說，我是誰？我叫什麼名字？」

「妳……」媽媽「妳」了半天，就是接不上話，我只好改問她：「那我是妳的誰妳知道嗎？」

「……妳是我女兒啊。」

還好，媽媽還知道我是她女兒。

我還是不太放心，再度帶媽媽就醫，醫生說她曾經腦中風過，目前則是有輕度的阿茲海默症。知道媽媽失智了，我有點驚訝，但是也沒有糾結太久。畢竟她都已經九十歲了，身上有什麼病痛其實都很正常。我盡我所能地好好照顧她，剩下的也只能接受，這也是放過自己。

她生病後，與我為數不多的對話，是被幻覺嚇到的時候。「妳看，牆壁那邊是不是有一個人在那裡啊？」她邊說邊向我這邊靠過來，臉上帶著顯而易見的害怕。

我明白幻聽或幻覺都是失智症很常見的狀況，所以我可以比較冷靜地應對：「沒有啦，妳不要想太多。」

如果她看起來還是很不安，這時我就會告訴她：「妳可以念阿彌陀佛，這樣就不會怕了。」只要陪著媽媽念誦，消除她的不安，她也就漸漸平穩下來了。

面對媽媽失智的這件事，我感覺自己意外地坦然，或許這都要感謝媽媽在我身邊的這兩年，為我上的一課。曾經，我以為自己和父母親緣淺

很多事情或許未必有絕對的是非善惡，
而是在於自己如何看待及感受。

薄，雖然彼此在意，可時代的浪潮推動著我們太早獨立，缺少了培養感情的機會。誰說親子之間的感情是不需要培養的呢？正因為我有了和媽媽朝夕相伴的日子，我發現自己更在乎的，是我們在一起的時光。

都說照顧失智症患者很辛苦，且親人一旦失智，就成了最熟悉的陌生人，彼此擁有的一切不復存在。但我認為，記憶雖不在，羈絆卻不會因此消失，就算媽媽有時候會忘記我的名字，但她還是知道我是她的女兒。她仍然在我身邊，我就沒什麼好怕的了。

只要我還記得她，我就不會失去她。

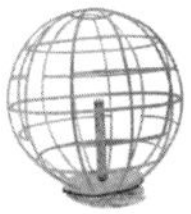

隔年，媽媽的身體每況愈下，住在二姊家的時候生了一場大病，整整

住院兩週，甚至需要插尿管，必須由醫療專業人士更換，不再是我和二姊能夠照護的程度了。終於還是走到了當初立下的約定——「直到媽媽生活起居需要高度醫療介入，才考慮送到安養院」這一步。

二姊跟我看過台東的安養院後，便將一切都聯絡好。但在送媽媽去安養院的前一晚，我心裡就是很捨不得，很想再為媽媽多做點什麼。

於是我延後了媽媽進安養院的時間，帶著她做各項檢查，我擔心安養院的護工無法像我這麼全心地照顧媽媽，便希望將她的身體狀況維持在最好的水平，真到了進安養院的那一天，我也不會那麼憂心。

其實媽媽後來不太能夠吃固體食物了，由於媽媽的口腔與假牙清潔不夠徹底，食物殘渣時常卡在裡面，就容易感染、潰瘍，導致媽媽的嘴裡竟有六、七個破洞，根本沒辦法吃東西。從那之後，我就沒再讓她戴過假牙了。我像幫小孩準備副食品那樣，把她要吃的東西都打成泥放到大針筒裡，一點一點灌給她吃，餵一頓飯常常都要餵個兩小時。

我是一個保母，而此刻媽媽就是我帶的孩子。只是小孩子會隨著年齡增長而成長茁壯，而她則是完全相反的。我只有不斷給自己做心理建設：我知道她的身體會逐漸衰竭、病痛會增加，人老了就是這樣，我還有方法可以照顧她，我不用慌。

我就這樣照料著媽媽，直到我撐不下去，也不能夠再給媽媽更專業的照護，才就近在我居住的城市裡，挑了一間各方面都是我最滿意、評價也很好的安養院，將媽媽送進去。

我放棄了和二姊共同挑選的台東安養院，那離我太遠了。

我每天都會去看媽媽，第一天去的時候，她遠遠看到我來，就把頭轉到一邊去，看都不肯看我。我無奈地跟她說：「我也是沒辦法啊，妳也看到了，我這陣子自己身體問題也很多。不把妳送來這邊，我也無法照顧妳啊。」

這時她才終於把頭轉回來，可是當我問她：「住在這邊還習慣嗎？吃得還可以嗎？」她又板起臉孔不理我了。

「這邊採光很好，下午在房間裡曬太陽會很舒服，妳覺得怎麼樣？照服員對妳都還好嗎？」她依然冷冷地看著我。我拉住她的手：「不要生我氣了好嗎？」但她硬是把手抽出。無可奈何，我只得先離開。

一連幾天，媽媽就擺個臭臉給我看。我只好自己找話說，持續跟她噓寒問暖，報備家中日常，最後告訴她：「我明天還會再來看妳喔！」

天天去看望媽媽的過程中，我不免也觀察到了一些問題。

工作人員不是不用心，可是他們平均一個人要顧將近八個老人家，實在忙不過來。有時候我早上先來過，請他們注意媽媽的飲水量，到下午我來，杯子裡的水位動都沒動過。

再更深入了解，安養院的照護流程是有SOP和時間限制的，哪有辦法針對媽媽的皮膚狀況替她多做些什麼？加上媽媽情況特殊，嘴裡潰瘍的破洞又很多，也無法專門派一個人慢慢哄她、陪她吃完飯，想必時間一到

很多時候，我們過不去的坎，
是因為我們一口咬定事情就是這樣、只能這樣看待。

整個都要收走。

更嚴重的是，在我看了他們的護理紀錄後，竟發現直到第八天媽媽都沒有排便。經我詢問，工作人員也嚇了一跳：「對吼！她怎麼都還沒大過便，快給她灌腸！」隔天早上一去，就看到媽媽整個人癱在床上，連起來吃早餐的力氣都沒有了。

回到家，沒有媽媽在，我竟然覺得家裡異常安靜。以前半夜醒來去上廁所的時候，我都會習慣繞到媽媽的房間，確認她的狀況，但是現在那個房間已經沒有人住了，好像我心裡也空掉了一塊。

十天後，我做了一個重大的決定：既然送去給別人照顧也是放心不下，那就把她接回來，我自己來顧！

我告訴自己，從此以後，接受一切結果。

我請來一位有醫療背景的福智師姐，每半個月來家裡幫媽媽換一次尿管。插尿管是非常不舒服的事，沒過多久，媽媽出於疼痛不願意配合了。

我又騙又哄，媽媽還是堅決抵抗，師姐只好說：「不然再觀察一下，如果七個小時後她還沒有自行排尿，我再來幫她插尿管。」

沒想到等七個半小時後，媽媽竟然自己排尿了。更神奇的是，從那天起，媽媽再沒有插過尿管。我一直都相信，這一定是菩薩加持，加上師姐貴人相助而有的奇蹟。

我和媽媽一路走來，度過許多難關。包括新冠疫情期間，即使我再怎麼小心，媽媽還是確診了。新冠初期醫療資源嚴重不足，醫生也說媽媽還不到住院的標準，於是我只好把她帶回家照顧，讓她在家裡吃藥休息。

我顧不上隔離，因為除了我，沒人能照顧媽媽。向來是我最大後援的二姊，因突然遭遇喪子之痛，打擊太過沉重而得了憂鬱症，暫時沒辦法再幫忙。我向其他兄弟姊妹求助，卻沒人願意伸出援手。

所幸我們還是撐過來了。

而且就算再難再苦，只要走得動，我就不放棄帶媽媽出門走走。我會準備攜帶式小型果汁機，在車上備好車用電源的轉換器，她想吃什麼，就打碎給她吃。有時候她想念某些口感，就讓她放進嘴裡含一含、吮一吮再吐出來。在餐廳吃飯沒辦法等她慢慢來，我就幫她準備個人的碗盤，讓她離開餐廳以後可以在車上繼續吃。

很多人會覺得帶身體不好的長輩出門太過麻煩，我倒覺得，只要安排好流程，做習慣了就好，我們還是能過得很開心、很精彩。

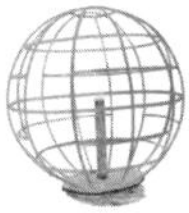

現在媽媽也停止服用治療失智症的藥物了。

起初媽媽就相當排斥吃失智症的藥，每次我打成漿混在她的食物裡，她都會吐得到處都是。後來媽媽甚至會趁我不注意的時候，將混了藥的食物倒在枕頭底下。等到我替她翻身、整理床鋪發現時，真的非常生氣！氣媽媽怎麼可以不吃藥，還偷偷拿去倒掉！

但是當我跟二哥抱怨時，二哥只是提醒我，只要媽媽平常還算穩定，讓她舒服一點也沒什麼不好，我這才放下餵藥的執著。沒什麼比媽媽每一天都活得開開心心的還重要，畢竟這是我們把她從老家接出來照顧的初衷。

如今媽媽已經九十五歲了。回顧這幾年，媽媽的身體曾有不少狀況，也有過很多讓我焦急不安的時刻，但現在都成了滿滿的感恩。我曾經自問：為什麼在我的生命中，沒有得到過爸爸媽媽多少陪伴，卻反而要為媽媽付出這麼多？後來我的想法一點一滴有了改變。

一開始，我告訴自己，沒有爸媽，哪有現在的我？就當自己是來報恩的吧！但是在和媽媽相處的過程中，我也得到了很多讓我很快樂、很感動、很滿足的回憶。這難道不是諸佛菩薩讓我有機會彌補兒時的遺憾，讓

生命中這麼多境遇，如果看懂了，那就是來滋養你的。

我的生命更圓滿嗎？是我在照顧她，但也是她在渡我。我很感恩媽媽，是她帶給我生命的提升，以及讓心靈更堅強的養分。

多年來與憂鬱症搏鬥，學習相關的身心靈課程，讓我有個深刻的領悟：很多事情或許未必有絕對的是非善惡，而是在於自己如何看待及感受。很多時候，我們過不去的坎，是因為我們一口咬定事情就是這樣、只能這樣看待。

就像來到福智、學習《廣論》的過程中，讓我能夠藉由觀功念恩的角度，跳脫負面情緒纏身、讓人無盡陷落的泥沼。生命中這麼多境遇，如果看懂了，那就是來滋養你的。想通了這些，我就越來越能以感恩愉悅的能量來跟媽媽互動。

無論媽媽多老、身體狀況如何，我都還是會繼續和她一起到處吃、到處玩，留下更多美好的回憶，直到她生命終結的那一刻。我們共同的願望，就是未來的每一天，都一起微笑度過。

失智症診療室

台北榮總特約醫師　王培寧

在照顧年長失智症患者的過程中，不僅會面臨失智症的挑戰，還會罹患其他如癌症、中風、新冠肺炎等多種疾病。這些複雜的病情組合使得醫療抉擇和照護更加困難。因此重要的是，如何制定適合的醫療和照護計畫，以確保基本醫療需求，也注重提升患者的生活質量。提供全面的心理和社會支持，才能為患者創造一個有尊嚴、有愛的晚年生活。

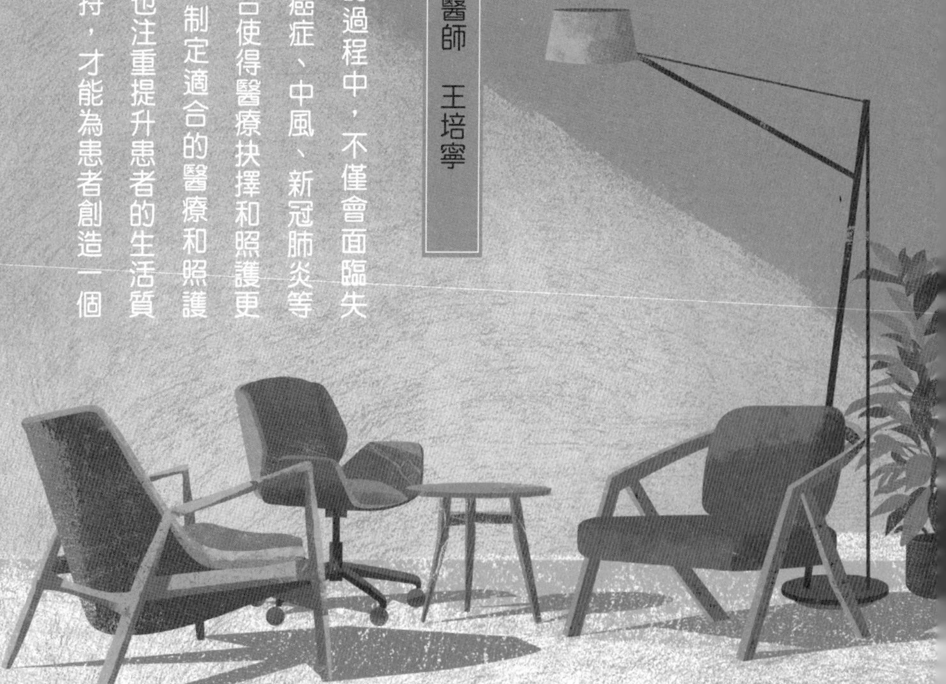

一、故事中失智症患者合併了多重疾病

1.癌症：

隨著年齡增長，癌症的風險增加。文中母親罹患了皮膚癌和腎臟癌，這些病情需要精細的醫療評估和決策。在年老失智症患者中，選擇侵入性治療需慎重考量，避免過度治療引發的不適和風險。

2.中風：

中風是老年人常見的疾病之一，對失智症患者尤其危險。中風會加劇認知功能的退化，還會導致行動能力的喪失，使得照護更加複雜。

3.新冠肺炎：

疫情期間，老年失智症患者更易感染並出現重症。文中提到母親確診新冠肺炎後的醫療資源匱乏和照護困境，凸顯了疫情下老年失智症患者面臨的特殊挑戰。

二、醫療抉擇的挑戰

1.侵入性治療的抉擇：

對於癌症、中風等重症，是否進行手術、化療等侵入性治療是一大難題。需綜合考慮患者的年齡、整體健康狀況及生活質量，避免過度治療。

2.病情告知與心理輔導：

如文中所述，家屬在面對重病診斷時需謹慎告知患者病情，避免引起不必要的心理壓力和恐懼，並適時提供心理支持。

3.用藥管理：

文中的母親出現抗拒服藥或不遵醫囑的情況。照護者需要在用藥可能的效益、患者的身體狀況、照護的衝突壓力中，尋找合適的方式決定是否用藥和如何用藥。

三、照護者的壓力調適

1.家族內部的協作與分工：

文中提到並非所有兄弟姊妹都願意分擔照顧責任。這凸顯了在家庭內部分工與協作的重要性。每個家庭成員對待長輩的方式和關係是個人的選擇，應該尊重彼此的決定，同時尋找共同的解決方案。

2.患者生病的壓力：

當長輩的身體狀況變差時，照護者會忍不住質疑自己的照顧方式和醫療決策。文中的阿月經常感到內疚和壓力，這是很多照護者的普遍心態。但其實會發生這些醫療狀況，不見得是照護疏失造成的，也不一定是預防的了的。尤其是沒有親身照顧的親屬千萬不要在沒有了解狀況下，就責備照顧者沒有盡責，應該先給予支持幫忙，再一起討論如何解決問題。

3.不要忽視照護者的憂鬱：

文中描述阿月在完成照護任務後，身心俱疲、悲傷卻無法流淚，這都是照護者常見的心理壓力。照護者有非常大的機率得到憂鬱症，若有相關症狀時，應該要即時就醫治療，並與家人討論是否有提供支援的機會。

4.積極面對生命的終點：

無論母親的身體狀況如何，阿月都決心繼續和母親繼續留下更多的笑聲與回憶。這種積極面對生活的態度，不僅讓患者感受到愛與關懷，也讓照護者在過程中找到內心的平靜和滿足。

再一起來唱〈桃太郎〉吧

胡淑華

文／林姵菁

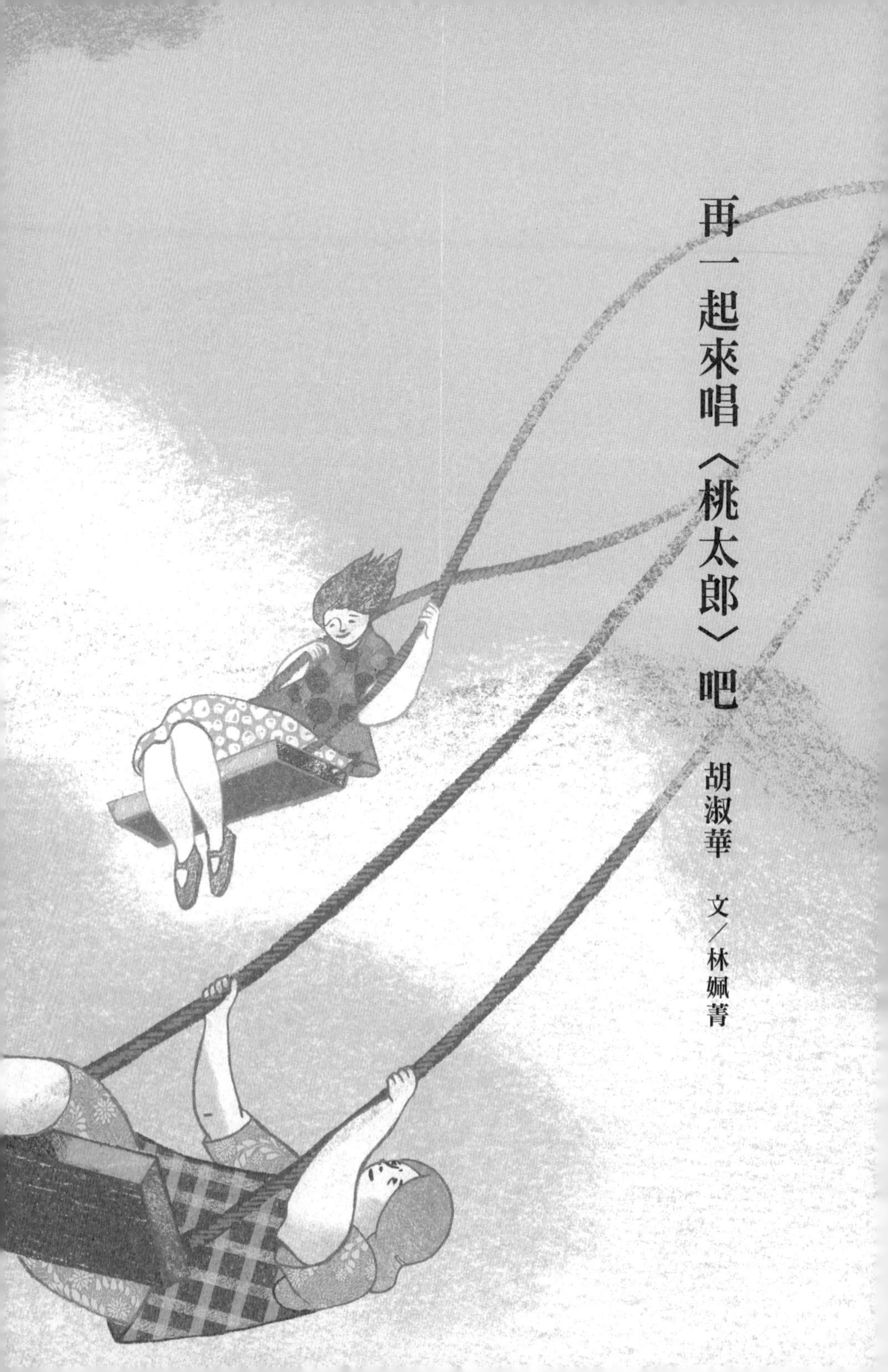

【堅持最美好的希望】

在這條路上我們必須堅持努力下去，守護著希望。這個希望到底是什麼？佛陀說的，所有的眾生都可以轉變，都可以變成最美好、最無私、最有智慧的那個人，這是佛陀用他最清淨的慧眼澈見的真實。

《希望・新生》四季法語316

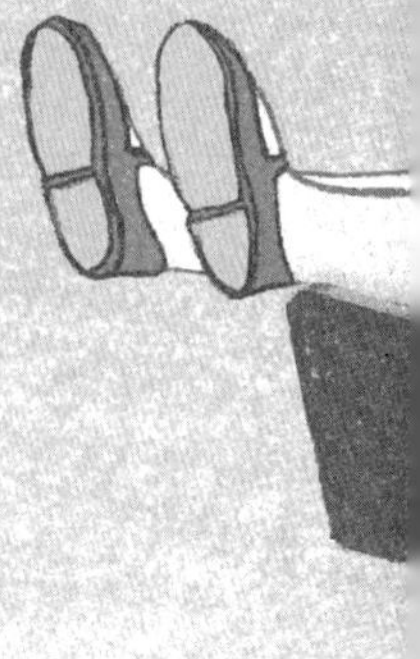

我彷彿已將他們操持家務的身影記在心中，
一邊顧著身旁的弟妹們，一邊逐步成長為大人的模樣。

放學鐘聲響起，我拔腿直奔家裡，進了家門，先是放下書包，再叮囑弟妹做作業。按常理來說，那個年紀的小孩，應該是要往外跑，玩個過癮才會想到要回家。但放學的鐘聲好像是個提醒，提醒我，媽媽正一個人在廚房奮戰，而我的身體就自動自發地往家裡廚房前進。

廚房當然無法跟遊戲場相比，那裡是我人生第一個練功房。這個簡陋的小廚房，卻是我們母女倆情感交流的祕密基地，更培養了我凡事勤快、自律、不抱怨的性格。

「淑華回來啦，今天吃地瓜葉喔。」媽媽在廚房裡發話，向來都是簡短有力，指示明確不拖泥帶水。

「今天的菜很嫩呀，要拔絲的不多，看起來真好吃。」我有樣學樣，回話簡潔，更練就了眼力、快手與快腳。

她轉頭望著我，點點頭，表示認同，但手裡的鍋鏟沒停下來，鐵鍋內的豆干與豬肉在媽媽快速翻動的煎鏟下，迸出香氣，豬油噗滋噗滋作響，油煙瀰漫，整間廚房彷彿都浸泡在鍋裡，染得一身金黃、一身香。「媽媽，鹽巴要幾匙呢？」我右手上一秒還握著菜梗，下一秒就已經抓起鹽罐，再外加一個碰跳，俐落跳到媽媽的身旁，眼睛發亮地看著媽媽，等著她發派任務，撒下最後的美味魔法。

我在家裡廚房練就的矯健身手，大都看來的，很少被指導該怎麼做。媽媽一年到頭最常出沒的地方就是廚房，每天煮三餐，外加過年過節祭祖拜神，大大小小的菜色一年下來可驚人了，各大節日每次最基本的就要六道菜碗、一鍋白飯，以及一鍋湯，再準備糕點、餅乾與飲料，實在是大工程。

祭祖等待燒香時，我看著媽媽忙碌中帶著嚴肅的神情，問道：「現在應該要做什麼呀？」媽媽卻只是語氣淡然地回說：「該做什麼就做什麼。來，妳幫我把這個端去神桌。」語畢，她又走進廚房刷鍋洗鑊。我似懂非懂地點頭，動作爽利地擺放供品。

起初以為自己問了笨問題，媽媽才沒空理我，後來當我傻傻望著大人們忙碌的背影，有條不紊地依序建立好祭祀的流程，慎重的舉止所流露出的敬意，我就突然明白了，原來那些應該做的，就是「傳承」。

記得每當拜祖先的日子，我都要忙著幫媽媽備料，清明要做草仔粿、端午節要包粽子、過年則要做年糕和發糕，從小機靈的我，在旁打下手，看著看著也就學會了，到後來連祭祀的流程也是熟稔於心。而愛玩鬧的弟妹們，看著供桌上擺放著給祖先享用的菜餚，雞、豬、魚等都是平常飯桌難得一起出現的食材，總是饞得他們口水直流。這時我也學會模仿媽媽的語氣警告他們：祖先還沒用完，要守規矩，不可隨意亂碰。前頭爸爸、媽媽持香，嘴裡念念有詞，聲音不大，但我聽得清楚，內容無一不是祈求祖先保佑家人健康、小孩平安長大。我彷彿已將他們操持家務的身影記在心中，一邊顧著身旁的弟妹們，一邊逐步成長為大人的模樣。

媽媽說過，老大就是什麼事情都得做。平日裡我也自然而然地擔起長姊的身分，照顧弟妹們的生活。「弟弟呀，太高了，危險啊，快下來。」弟弟從樹上準備往下跳，我大喊阻止。一旁的妹妹剛玩耍完，鬼鬼祟祟正想溜進家裡，被我逮個正著。我忙得來不及喘息，轉頭交代客廳裡拉著小椅凳當書桌的幾個弟妹，「你們幾個還不快點寫功課，寫完你負責倒垃圾，你準備擺碗筷，都聽明白了嗎？」

「姊妳老是喜歡叫我做這個那個的。」弟妹異口同聲抱怨我。

「好啊好啊，你們都不要做，我自己做，但下次要去溪邊摸蛤蜊，你們就別跟。」我也不甘示弱反擊。聽到我這麼一說，弟妹們連聲直喊不要。我看著他們調皮搗蛋的樣子，心裡竟也有拿他們沒轍的感覺，真是又好氣又好笑。

我經常聽人家說，當老大的要有責任感，要當弟妹的好榜樣，在我們家我也是這樣被期許的，只是我的安分守己與責任心不是被「管」出來的，是在媽媽的行動下，耳濡目染而來的。我的爸爸是商人，總是早出晚

媳婦熬成婆，點點都是歲月的痕跡。

歸，不負責管小孩，媽媽是張羅一家大小的家庭主婦，也就是現在說的「家管」。在我記憶裡，媽媽每天的工作就是管這個家，和我們六個小蘿蔔頭。一個女人家要帶六個小孩，要煮飯、打掃、逢年過節祭拜等等樣樣都來，若不嚴厲一點，實在是萬般難。所以媽媽肯定是對老大有所期盼的。學歷不高的她，卻非常有智慧，她不管我，她只要我認真看，用心體會，用身體記憶。

我上小學的時候，每天早晨上學之前，要到家附近的水溝清洗全家的衣服，天色才剛亮，要很小心以免摔進溝裡。幸好後來家裡有了自來水，就改成在自家走廊水龍頭洗衣服，不必再如此辛苦地捧著一籃衣服到外頭搓洗。猶記得一年冬天特別冷，清早的寒風刺骨，每滴滑過手指的水，除了透心的冰涼，也都變成一顆顆的釘子，每搓洗一下衣服，指頭就被扎得又痛又腫，等到搓完八個人的衣褲，我的雙手就神奇地變成一對麵龜。

「胡淑華，你今天便當是麵龜喔。」班上有幾個男同學特別調皮，喜歡戲弄我。

「你們不要亂說話。」泛紅的臉分不清是凍的還是氣的，但仍無法阻止男孩的玩笑。那些年冬天的早晨，我的手和臉總是紅紅的。

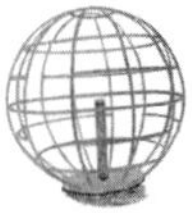

成年後，我就到桃園龜山附近的安培電子公司當女工。工廠員工有兩千多人，中午吃飯休息時，就會看見穿藍色制服的男同事和粉色制服的女同事在廠房外頭交會。那場面很壯觀，像流動的兩股顏料迅速占滿了整個地面，只是廠裡有九成都是女孩子，那藍色就顯得單薄稀有。

我那時剛升為生產線品管的領班，忙得不可開交，實在是沒心情交朋友，又對那些女孩子的飾品裝扮不感興趣，廠裡的男孩子大概是覺得我老氣吧，從不來搭訕。對當時事業心較重的我而言，沒人搭話倒是樂得輕鬆，專心做我的領班。

我還記得陳建興第一次和我說話的那天，陳建興是測試部門的作業員，上洗手間時都會經過我們車間，看得多了，加上女孩們總會嘰嘰喳喳討論廠裡的男孩子，自然也知道他是誰，只是我沒想到他說話會這麼直接，一上來就說：「妳好，我叫陳建興，妳不認識我，但我認識妳。」

「什麼？」我被他無厘頭的開場白給嚇著，下意識退後了幾步。這名藍色小子下一句差點讓我跌倒。

「我們是前世今生的緣分……」聽到這句話，我心想這個人是跟朋友打賭輸了，跑來逗我開心嗎？我沒理他，調頭就走。但畢竟我們是同一家公司的員工，聯誼時難免會遇見，不論是男孩們約了登山，還是女孩們相約去看電影，我都能看到這個藍色小子的身影。

幾次見面，我也發現，這個藍色小子根本沒有廠裡跑來和我搭訕的大膽，跟其他殷勤的男孩比起來，他甚至老實的有點過頭了。

他不是說我們是前世今生的緣分嗎？他的緣分就這麼短暫？我忍不住偷偷瞥他，驀然對上他的視線，我迅速移開眼睛，臉紅了起來，我怕被他看見，佯裝很熱，拿手當扇子狂對自己搧風。

「要不要一起去台北聽歌？」幸好他也不是太木訥，這次團體一起看完電影後，他終於鼓起勇氣邀約我單獨出遊。

「好。」我回答簡短，怕被他發現我的興奮。

「那我們就約下下星期六吧，我騎車，載妳去國父紀念館聽民歌。」

那一瞬間，我還奇怪他約我出去怎麼拖這麼久？後來才知道，他是自己先走一趟行程，才放心地載我出遊。這讓我對他留下了非常好的印象，我們也漸漸走在一起，雖然沒有明說，但都清楚對方就是那個對的人。

我從懵懵懂懂跟著拜，到張羅祭拜的一切所需，逐漸懂得這份安定的力量，與婆婆看似強勢的作風下，珍惜家人的心。

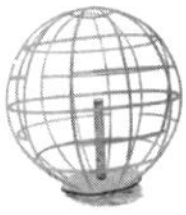

「陳建興，我在這裡，你快過來。」一到電影院，我就快快買好票，一點時間也不浪費。這是從小在家管弟妹，在公司帶當領班所練出來的有效率工作法。

「要不要買點吃的？」陳建興的聲音還是很溫柔，就跟他的人一樣。

「我有帶橘子，還有我媽做的豆干，花生米……」陳建興瞪大眼睛看著我，像個小孩一樣，期待我從袋子裡拿出更多法寶。

「夠吃，不怕。」正當我沉浸在約會泡泡，天真以為我是去戲院看別人的故事時，沒想到自己竟然也成為電影外的女主角。

我的未來公婆就躲在戲院幾百公尺外的隱密處，偷偷地觀察我。

「淑華，我跟妳說一件事，聽了妳不要嚇到。」

「你這樣神神祕祕，就已經很嚇人了。」我開玩笑地說。

「是這樣的，看電影那天，我爸媽有來，我媽說妳『過關』了。」

「你爸媽有來！在哪裡？我怎麼都沒有發現？過什麼關啊？」我吃了一驚，萬萬沒想到會以這樣的方式和男朋友的家人「見面」，更不知道建興的媽媽在這麼短的時間裡，到底「看見」了我什麼。

「妳不要緊張，我媽媽對妳很滿意。」陳建興說。

「哎呀，你應該早點跟我說，這樣我很失禮，都沒有跟你爸媽好好打招呼。」我暗自竊喜，卻又有點不好意思。聽建興說，他媽媽很喜歡我做事明快的樣子，我心裡想，以後和建興的媽媽會很合得來吧？

我想是可以的。經過我這段時間的觀察，建興不擅和女孩子相處，那是他從小家教嚴，實際交往後，發現他謹慎又貼心。能夠養出這種孩子的母親，一定是個很好的人。

很快地我和建興從同事變成夫妻，我覺得婚後最大的改變，就是和公公婆婆同住。當我進陳家門的第一天，我就曉得那天婆婆在電影院外看見什麼了。我的婆婆是受日本教育的，非常重視禮節禮儀，守時也愛乾淨，是個標準的現代好公民。她說話有條有理，不會隨便對人大小聲，總是帶著一抹淺淺的微笑，是不咧嘴、不露齒的禮貌微笑。上市場買菜買雜貨跟上百貨公司無異，維持優雅，保持勤儉是美德。婆婆待人處事也有她的堅持，她總是把家人的需求擺在前頭，打點好一切，但同時做事公正，不偏愛哪個小孩，力求公平。

就比如帶孫子這件事，小叔生了孩子後，婆婆便搬去和小叔一家住，等到小孫子長大了，婆婆堅持來和我們一起住。因為她說，不能只幫小叔帶小孩，她要公平。身為家中大長輩，婆婆雖然有時會被旁人誤解為對人嚴苛，不苟言笑，但她對孩子們的愛，是無庸置疑的！

婆婆年輕的時候，整體大環境不像現在這麼富裕舒服，女孩子持家要有兩把刷子，首先家裡的大小開銷要抓得緊、算得精，老公的胃要顧得牢，小孩的教育更不能偏廢。早起煮飯只是基本功，白天也不是沒事做，洗衣掃拖地再接點外務貼補家用，都是必備的，婆婆也是做了三十多個年頭的家庭主婦。這媳婦熬成婆，點點都是歲月的痕跡。

我是長女，這些持家的每日例行工作早早就在上小學時修滿學分，對我來說沒有適不適應的問題，都是再平常不過的事情。慚愧的是，我還是沒有婆婆厲害，要工作上班還要帶小孩實在累人，好在婆婆幫忙帶孫子，讓我有時間可以在生活與工作之間喘息，這一切都要感謝婆婆的付出。

「兩隻老虎，兩隻老虎，跑得快，跑得快……」婆婆帶著女兒唱兒歌，夾雜著女兒咿咿呀呀還咬字不清的稚嫩聲音，笑得歡快，唱唱跳跳，玩得不亦樂乎。

「媽妳們餓了吧，我先來煮飯，等等就可以開飯了！」我一下班回家就直奔廚房，料理台上已有處理好的食材，婆婆向來體貼我工作繁忙，總會先買好菜並備料，我只要下鍋炒一炒就好。我會在悶菜的空檔，跑出去

婆婆待我好，對我視如己出，我們如同母女一般，
她疼我、我敬她，是再自然不過了。

瞧一眼，心中真是佩服婆婆的情商，怎麼那麼會逗小孩，那麼有耐心。

但有時候婆婆的堅持，也會讓我感到疲憊，尤其逢年過節祭拜祖先的時候，婆婆一定會準備上一桌豐盛的祭品，菜色越多越顯得後代子孫的敬意。

「拜祖先就好像是在請客，要慎重。」婆婆在一旁叮囑我，一邊將雞肉、豬肉、魚肉拿到廚房，她說雞豬魚只是基本，其他林林總總加起來也要十道菜，一點也馬虎不得。對我來說，累的不只是準備的工夫，還有這麼多的菜要吃幾天才吃得完，所以每每到了這個時候，我總是傷透腦筋。

我記得很清楚，那一年元宵節我真的是累壞了。

那一天晚飯之後，原本我預計帶著女兒和兒子一起去看花燈，但一早我就開始準備飯菜，接著拜拜馬拉松，先拜祖先，再拜土地公，還有地方的神明，要跑好幾個點，等回過神又到了中午，需要準備中餐，收拾完畢，椅子還沒坐熱，晚餐時間又到了，就這樣廚房客廳廟宇來回跑，追趕

著時間。

晚餐後，我實在是累得動不了了，看著兒女期盼看花燈的眼神，我滿懷歉意地說：「媽媽真的很累，很累，需要休息一下。」而等待我的，還有桌上的杯盤狼藉。然而當我回過神來，已經有個熟悉的身影站在洗手槽，水聲嘩啦嘩啦。

「淑華，準備出門看花燈吧。」婆婆回頭輕輕對我說。答應孩子的事，她總是說到做到，就像她承諾以最好的祭品來供奉祖先一樣，輕易不能改變。

隨著孩子大了離家，拜拜過後的菜飯總是吃了剩，剩了又復熱，反反覆覆地吃，我自己沒關係，卻擔心老人家吃那麼多餐的隔夜菜對身體不好。於是我硬著頭皮跟婆婆商量，「媽，家裡人少，不如我們今年就煮少一點吧，也不浪費。」

婆婆聽了不說話，臉色凝重，先是看看了外頭的天，又瞧了瞧祖先牌位。我心裡其實明白，這是婆婆嚴正的反抗，她不是那種會提出不合理要求的人，但她無法在此時此刻點頭答應我們，改動這個已經傳了幾代的儀式。婆婆堅持用同一套方法祭祖，在我們的懇求下，她只說了一句：「我說的算。」

直到最近幾年，婆婆慢慢地有了轉變。過年過節或是祭祖時，我同樣維持多道菜的傳統，但每道菜都減量，起初我擔心婆婆會不高興，沒想到婆婆倒是一句話也沒說。

婆婆依然閉眼虔誠地和祖先報告，我望著她單薄的肩背，與記憶中小時候望著爸爸、媽媽祭拜時的背影重疊，婆婆的堅持與媽媽的教導，同樣是那份對傳統的守護。而我從懵懵懂懂跟著拜，到張羅祭拜的一切所需，逐漸懂得這份安定的力量，與婆婆看似強勢的作風下，珍惜家人的心。

「請祖先保佑，保佑婆婆身體健健康康。」我小聲祈禱，在心裡感謝婆婆。

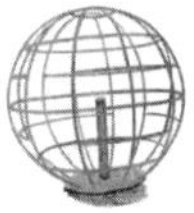

其實婆婆還是那個很有原則的婆婆，沒有人能輕易改變她的主意。但是，在原則之前，婆婆同樣在意跟她一起生活的我，只是她需要點時間去調適自我，和祖先溝通，這就是婆婆的溫柔。

婆婆是我看過最在意穿著打扮的長輩，不是說穿得多漂亮，重點是端莊。我的女兒是名老師，如今都將近四十歲了，婆婆都還是會忍不住提醒她。「女孩子家要穿套裝，要淑女一點才漂亮，妳在學校當老師呢！不要總是一條牛仔褲T恤就去上班，會被笑話的。」

「奶奶不要擔心啦！現在跟以前的年代不一樣了，學校不用穿得這麼正式啦！」

在婆婆的年代，習慣了看日本學校的先生們用心裝扮，或許是有點

過去那麼疼惜我的她，不會故意找我麻煩、作弄我的，
她只是老了，生病了。

不知變通，卻是老人家的對晚輩的一片拳拳之心，也是一種禮節的傳承。女兒有時會嫌奶奶煩，老是叨念，但在家中地位最高、最有威嚴的婆婆面前，只有求饒的份。

婆婆管一家人的食衣住行管了一輩子，連我腳上穿什麼鞋她都管定了。我人個子小，腳也小，還不是普通小，由於不容易買鞋，所以我很愛惜鞋子。但成了陳家媳婦後，我從一個一雙鞋穿到壞的人，變成擁有各式各樣的鞋款，有包鞋、涼鞋、高跟鞋、皮鞋、拖鞋等等，不知情的人還以為我有收集癖。這背後的最大貢獻者，就是我的婆婆。

打從我嫁到陳家的那刻起，婆婆就注意到我鞋子的尺碼，只要她出門購物，看到有零碼鞋、最小號的那種，她一定買回來給我！婆婆的眼光很好，每一雙都非常合腳，也都很漂亮。

如今回想起來，婆婆每回都會喜滋滋地問我：「妳看這雙好不好看？」還會興奮地補充說這雙鞋是在哪個市場找到的，「只剩這一雙，好

幸運。」從前我嘴巴笨，只會說「謝謝媽媽」，心裡頭雖然感激，卻也不知道多說幾句好話。現在一晃眼三十年過去，婆婆失智跌跤後，行動不自如，我也沒能再收穫婆婆逛市場買回來的鞋了，才知道被婆婆惦記在心上的這份「疼惜」是多麼難能可貴。

別人都稱讚我，說我孝順婆婆，那是他們不曉得，婆婆待我的好，對我視如己出，我們如同母女一般，她疼我、我敬她，是再自然不過了。

發現婆婆失智的時候，我當下其實是心懷感恩的。我想，很多人都四、五十歲就失智了，家裡的負擔會變得非常重，但婆婆到了近百歲才開始退化，不論是對她本人，還是對我們做子女的來說，都是充滿福報的事。

我是在去年還是前年的時候，察覺到婆婆有失智的症狀。

她變得健忘，像是她早起洗完臉要擦乳液時，乳液還沒抹開，就突然說：「是誰偷用我的乳液？要不然我挖的洞也沒有那麼大，怎麼會凹下去這麼大一塊？」此外總是疑神疑鬼地，害怕有人要偷她的錢，開始把錢到處藏，房間、客廳、廚房，屋子裡到處都是，有一陣子我們都要在家裡的隙縫間找錢。沒過多久，婆婆的疑心病轉成幻聽、幻覺。

「最近常常有貓躲在屋頂上，半夜不睡覺，一直喵喵叫，真是搗蛋。」

「哪有什麼貓咪？媽您趕快休息、繼續睡，我在旁邊陪您。」我不以為意，安撫著婆婆。

「救護車好多，出事了！」婆婆又在半夜醒來，「大卡車的喇叭聲太大聲，吵得我睡不著。」婆婆一定要我們到外頭看一看。

「媽我們都沒聽到什麼聲音，您睡著了就不吵了。」

起初，我和先生還搞不清楚狀況，不理解婆婆怎麼了。但隨著婆婆的幻想越發嚴重，我們認為這已經不是人老化、變得怪怪而已，趕緊帶婆婆去看醫生。

檢查的結果是中度失智。聽到報告時，我心裡的一塊大石頭落了地，所有的猜想、懷疑，都有了答案。

這樣也好，不論是生病，還是失智，她還是我的婆婆，我的媽媽，知道在她身上發生了什麼事，我們也能夠更好地照顧她。

「建興，我們千萬不要把媽當作病人，我希望我們都還是盡可能像以前一樣。」

「要和以前一模一樣是不太可能，但我們多做點什麼，讓媽媽感覺到『我們』還是如從前一樣生活。」

建興的話讓我眼眶泛紅，我想到婆婆年輕的時候，幫我帶小孩、幫忙買菜，還買鞋送我，現在是我回報婆婆的時候了。

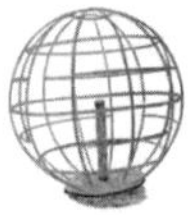

我尊敬她辛苦地撐起一個家，到了兒子長大，
還願意照顧疼惜一個沒有血緣關係的媳婦。

婆婆罹患失智症，對於主要照顧者的我而言，要說沒有壓力是不太可能的。生理性的照護並不難，最重要的是，我需要和家人一起練習，如何用正面積極的心陪伴。

夜裡，婆婆的房裡傳來東西碰撞的聲響。我趕緊爬起身，進房查看。原來婆婆又再一次於起夜時，因漆黑的房間視線不清，誤把吐痰的小盒子，當作是尿桶尿了下去，導致尿液灑了一地。看著婆婆坐在一灘尿裡，茫然不語的樣子，我很是心疼。

「媽您沒事吧！來，我扶您起來，抓著我的手，慢慢的。」這是不知道第幾次的「來不及」，我很快看了一眼婆婆濕了一片的褲子，再瞄了一眼地上的水量，快速判斷好路線，先扶起婆婆到廁所，再準備好清潔用具。

「淑華，我冷。」婆婆打了個哆嗦。

「您先坐著休息一下，我幫您換衣服，再把身體洗乾淨好不好？」我

擔心婆婆著涼，實在沒時間叫醒熟睡的先生。我放好熱水，輕輕扶著她進到浴缸，趁著婆婆舒服地瞇起雙眼，我用早已非常熟悉的清潔步驟，快速處理完一片水災。

婆婆是很愛乾淨的，只是她年紀大了，手腳不似以前靈活，失智帶來的影響，也讓她無法辨別環境，才有這麼多的來不及。幸好我還算警醒，總能在婆婆需要的時候察覺到她的狀況。雖然天快亮了，我想還是「來得及」跟婆婆說聲晚安，今晚第二次的晚安，希望這次婆婆能有個好夢。

這樣的考驗在接下來的好幾個月裡，反覆地出現，有時情緒莫名上來，我忍不住說話變得比較大聲。去年最嚴重的時候，即便是白天，婆婆也會忘記說她要上廁所，我通常就是把她的衣服褲子換一換、地上擦一擦，就做別的事情，但半夜驚醒的時候，導致我長期睡眠不足，累積了一些壓力，人也常感到不太舒服，甚至引發暈眩。在這種負面情緒積壓下，偶爾會不自覺地、無法控制情緒地大聲講話。

「媽媽您怎麼這樣啊！」婆婆又一次大小便失禁，情急之下，喝斥的聲音脫口而出。話一出口，我就開始懊悔了，心想：「這個也不是媽媽願意的啦！這種病啊，她也不知道啊。」久而久之，我也慢慢練習調適自己，不論白天還是夜晚，始終要記得不管是尿褲子、幻聽、幻覺，都不是婆婆的錯，那時候的她是另外一個她，過去那麼疼惜我的她，不會故意找我麻煩、作弄我的，她只是老了，生病了。

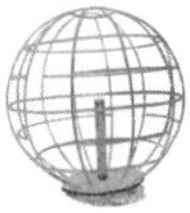

「媽媽，您一定要吃！您不吃身體會越來越軟，會沒有元氣啊。」我輕聲鼓勵婆婆，貼著她的耳朵，小小聲地說。婆婆現在就像小孩子一樣，用小孩子的語氣哄她，慢慢地她就會聽我的，多吃一點。

「媽媽，吃一小口就好，吃了這口我們就來唱歌。」婆婆聽到要唱歌，嘴型從直線向上彎曲，我見機送進一口飯。她曾經受過傷行動不便，又因為新冠病毒感染，恢復後仍是元氣大傷，退化越顯嚴重，不僅幻聽、幻覺加重，最後連兄弟姊妹、我和建興都不認得了。

或許是因為不認得人，也忘了家裡環境，婆婆不免感到不安，這時她的情緒會變得很糟，不太願意配合。因此我總要想盡辦法和她聊天，轉移她的注意力。

「妳是誰？妳怎麼對我這麼好？」婆婆疑惑地問我，還不等我回答，她就轉向建興，「啊你又是誰？」

「我是建興啊，媽，妳忘了！」

「你怎麼跟我兒子同名？」婆婆倒是還記得兒子的名字，只是忘了他的模樣，讓建興頗為無奈，哭笑不得。

她這一開口，倒是讓我們鬆了一口氣，婆婆大概是心情好一點了，總

人本來就是互相的，你有付出，你就會得到回報。

算願意開口說話、和人互動，雖然這些狀況醫生都和我們說明過，但真的遇到時，還是會感到挫敗。

「ももたろうさん　ももたろうさん（桃太郎　桃太郎）。」吃完飯後，我帶著婆婆唱兒歌，〈桃太郎〉是我跟婆婆最常一起合唱的日本童謠，通常我起個頭，婆婆就會接著唱下去。

「お腰につけた黍団子（你的腰上掛著的黍糰子）。」婆婆坐在客廳沙發，雙手插著腰，輕聲唱起來。看著婆婆開心的模樣，會讓我暫時忘記她是九十好幾的老人。

我們倆很有默契地一人一句，唱到我不會的歌詞，婆婆很自然地接唱，唱著、唱著就湊成一首完整的歌。這時候的我，好似又回到童年，爸爸媽媽唱兒歌哄我入睡的情景，〈桃太郎〉這首歌就是受日本教育長大的爸爸媽媽教我的，其實我不懂日文，很多歌詞不會唱，是婆婆為我講解歌詞的意思。

日本童話裡人小志氣高的太郎君，沿途招兵買馬，找來狗、猴、雞等夥伴，說要去打鬼怪，就即刻出發。

照顧婆婆的時光，就像是一段征討鬼怪的奇幻旅程，我們尋找各種支持，帶領婆婆重新認識這個世界，並且不斷擊打侵蝕婆婆記憶的「鬼怪」。因為疫情影響，我們害怕頻繁帶婆婆就醫，會令她染上肺炎。可失智藥又是管制藥，診所醫生勸我們轉診到大醫院去，看著疫情記者會上宣布的確診數字節節升高，我們越發下不了決心，求著診所醫生開藥，有一天算一天。

沒有想到，透過持續服用藥物，以及我們的悉心調理，婆婆能夠再次喊出我的名字。

「淑華啊。」

我以為我聽錯了，「媽，您說什麼啊？」

「妳啊，淑華。」婆婆再次開口。

「媽，您認得我嗎？您知道我叫什麼名字嗎？」我激動地問。

「當然認得。」婆婆還不耐煩地白了我一眼，我卻欣慰地笑了。

曾經以為這樣的日子會一直下去，直到陪伴婆婆走到人生的終點。但婆婆不但再次認得我們，情緒也漸趨穩定，與人對答逐步恢復正常。只是她對很多事情忘得很快，反倒是往事記得極為深刻。很多時候陪在婆婆身邊，也就是聽她講早年的事情，她講來講去，最常說的還是以前她被人欺負的時候、或是公公的缺點，越講是越讓她放不掉那些不好的回憶，整個人的情緒也變得很差。

「以前住隔壁的那個誰喔，很惡劣！看到我從來沒有好臉色……」

「媽，好了好了，我們不聊這些不好的事，那都過去了，我們就把它忘記好不好？來來來，我們來看電視，您看，現在正好有胡瓜。」我指著電視螢幕，婆婆順著我的手看過去，瞬間安靜下來，專心地看著電視節目。

看著婆婆溫和的側臉，我想，這一定就是奇蹟吧！感謝這個奇蹟降臨在婆婆身上，感謝生命給予我們的一切。

我們還在不停地和「鬼怪」對抗，婆婆那些年輕時難以忘懷的傷心過往，每日被清理一點，失智症帶來的壞情緒，也每天一丁點一丁點刮除。偶爾我也會帶著我的小孫女、婆婆的曾孫跟她問好，婆婆喜歡熱鬧，小孩子嬉鬧的聲音就是她最好的解方——我們的笑聲，每一天都是勝利的一天。

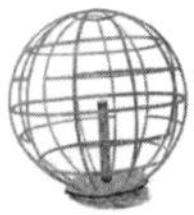

「淑華，妳自己要顧好一點，妳是我們家的支柱，如果不顧好，我要怎麼辦呢。」

我從來沒有去想過自己付出多少，或是作為媳婦應該做到什麼地步就好，也不會去跟別人比較，婆婆對我好，照顧她是理所當然的。

婆婆是個情感內斂的人，不只她，那個年代的人都這樣。可是我住院開刀回家後，婆婆卻握著我的手，這樣對我說，那一瞬間，我真是滿滿的感動。

那一年我因為腎結石開刀，必須靜下來休養，又放心不下婆婆，只好拜託小姑回娘家來幫忙幾天。就算是自己兒子，婆婆也十分抗拒建興的貼身照顧，「建興？不要不要，男生不可以。男女有別，授受不親。」

平常我怎麼對待婆婆，大家都看在眼裡，小姑也服氣我這個大嫂，當即回娘家來，協助婆婆洗澡。「大嫂妳不要擔心，媽媽就交給我們了。」小姑說。

我知道不該太多擔憂，該交代的例行事項、婆婆吃穿用度的生活習慣也都寫好備忘錄了，只是婆婆和我生活慣了，比較依賴我。臨行前仍然是放不下心，絮絮叨叨，反覆地吩咐建興和小姑。

「好了，好了，妳就不要瞎操心了，媽媽是大家的媽媽，妳先照顧好自己。」小姑拍了拍我的手，給我一記堅定的眼神。

沒想到我才住院三天，回來看到的竟是小姑苦笑的臉。

「大嫂，我真佩服妳，妳是怎麼幫媽媽洗澡的啊？我為她洗，她還生氣，說我不會洗！」

「啊？怎麼會這樣？」雖說心裡還是會有牽掛，但我一點也不認為小姑會照顧不好婆婆，畢竟是親生母女，小姑也很了解婆婆的性情。

小姑搖頭，「比起我來，大嫂妳比較像媽媽的女兒。」

「因為我跟媽媽都是胖胖的嘛！」我打趣道，不知道是不是生活久了，我和婆婆越來越像，連身材都相似，反倒小姑瘦瘦的，出去人家一看，都以為我才是婆婆的女兒，而小姑是媳婦呢！

「不是這樣的，大嫂，我要謝謝妳，謝謝妳這麼孝順媽媽。」小姑真誠地說。

「說什麼呢？媽媽就像我的媽媽一樣啊！」我和小姑相視一笑。

我是真心這麼認為。

我的媽媽比我婆婆的年紀還長一些，在她還沒離開我們的時候，我經常回家看她。媽媽老了以後，不像年輕時那樣嚴肅，講話說一不二，更像是我最親密的人，可以開玩笑，還可以跟她回嘴，我母女倆似乎沒有年齡差。

「媽，我問妳，為什麼小時候妳要讓我幫全家洗衣服呀，是要特別訓練我獨當一面嗎？」

「啊妳就老大嘛，老大要多幫忙照顧弟妹，我們以前也是這樣走過來的呀。」媽媽露出慧黠的眼神，搓一搓我的手臂。

「那妳知道冬天早上真的好冷，手都會變成麵龜。」我故作手很疼的樣子向媽媽撒嬌。

「哎喲，妳才知道我們小時候都是這樣洗衣服的，以前很早的時候連水龍頭都沒有，妳已經比我們還好了。」我們這樣閒話家常，胡亂聊的日子是媽媽晚年與我，最美好的時光。

我和婆婆的相處模式，其實跟我的媽媽沒有差距太多，若真要論差別，我認為血緣這件事只影響了我在與她們相處時的恣意程度。我和媽媽說話可以沒大沒小，媽媽不會對我生氣，但我和婆婆說話時就不行。不行的原因不是因為我害怕，或是出自於婆婆的要求，完全是出於敬重。我尊敬她辛苦地撐起一個家，到了兒子長大，還願意照顧疼惜一個沒有血緣關係的媳婦。

我們全家所有人依然都要聽婆婆的話，連小姑來看她也免不了被碎念，但建興總是會跟我說：「媽媽就只聽妳的話。」因為常常陪在婆婆身邊，跟她感情很好，從來不會被教訓。我也以最尊敬的心回應她，傳遞我作為媳婦、卻親似母女關係所想表達的感謝。

有些不知情我狀況的人會說我是「愚孝」，認為我一個嫁進來的媳婦做得比親生子女還多。起初，我感到無法理解，難以釋懷。

每個人與家人的緣分有深有淺，
能有緣也有能力照顧他人是件幸福的事，而且無關血緣。

「建興，你說為什麼『孝順』也會被說閒話？現在的人想法跟我們以前都不一樣了。」

「我看見的只有妳對媽媽的真心付出，妳為了媽媽半夜起來擦地、換衣服，妳為了媽媽的安全而同床，妳為了照顧媽媽，願意和我一起換地方住，太多了。如果做這些事情，被人定義為愚孝，我想他應該沒有為誰真正付出過。」

「爸爸媽媽養你這麼大，做人家的子女本來就應該孝順啊！」

「妳是資優生啊！這都不容易啦，現代很少人願意這麼做。」

「人本來就是互相的，你有付出，你就會得到回報，像我照顧媽媽，媽媽也會叮嚀我不要太累、關心我叫我早點睡。你對她的好，她一定知道。」

我從來也沒有去想過自己付出多少，或是作為媳婦應該做到什麼地步就好，也不會去跟別人比較，婆婆對我好，照顧她是理所當然的，自然不會去計較。我突然想起，從小跟媽媽祭祖時說的「該做什麼就做什麼」。原來，這句話早已深深植入我的身體，我的意識。

我從來沒想過要對外宣揚我如何孝順，但感念我的付出，建興瞞著我，為我報名了尊親獎。感謝評審的不嫌棄，我得獎了。頒獎那天，有個小朋友上台領獎，主持人問他：「你有沒有講給同學聽，你是怎樣孝順的？」，他說：「我不會講，因為同學一定會覺得很假。」那名小朋友語畢尷尬笑了幾聲，我印象很深刻，我覺得他說出了我心裡的話。

當初，知道建興幫我報名尊親獎時，我很不高興，還念了他一頓。「孝順就自己孝順就好了，為什麼還要給人家知道？」

「妳就是太低調了，以為自己這樣做沒什麼。但是妳知道嗎？長期這樣照顧媽媽，這麼困難的事妳還撐得住，這是一百二十分的表現，我當然要為妳報名啊！」建興鼓勵我說。

我想起我們夫妻倆對於愚孝的討論，如果因為怕被誤解或不被相信，就選擇不說，也不讓人知道，那這個社會就會越來越冷漠，也會讓孝順這件事，變得越來越沒價值，漸漸地也沒人要做了。

每個人與家人的緣分有深有淺，能有緣也有能力照顧他人是件幸福的事，而且無關血緣。我們每一次與長輩的互動都是為彼此的回憶添上一筆顏色，在未來的某一天回望時，腦海中的記憶，一定是最絢爛、最繽紛，最令人想念的。

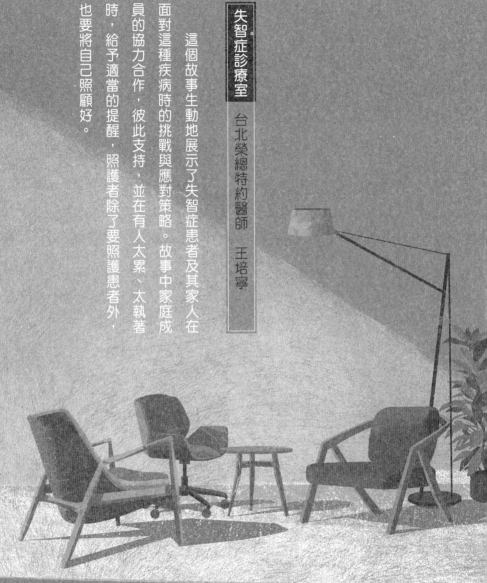

失智症診療室

台北榮總特約醫師　王培寧

這個故事生動地展示了失智症患者及其家人在面對這種疾病時的挑戰與應對策略。故事中家庭成員的協力合作，彼此支持，並在有人太累、太執著時，給予適當的提醒，照護者除了要照護患者外，也要將自己照顧好。

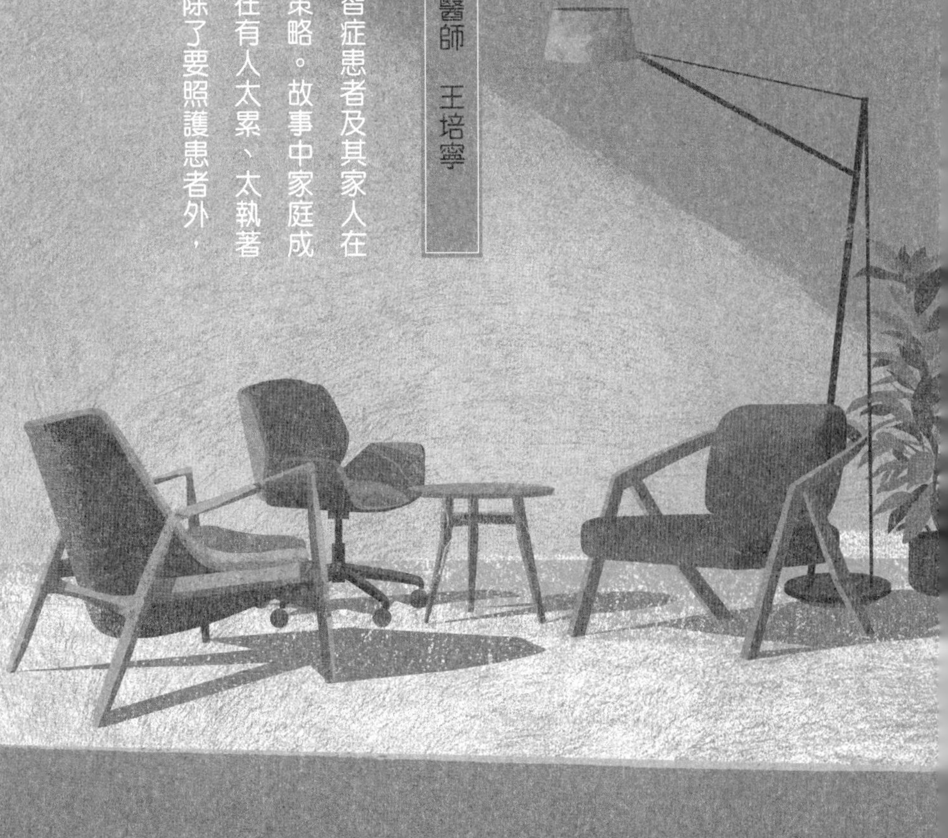

一、失智相關症狀

1.記憶力衰退而懷疑他人、藏匿物品：

婆婆常常懷疑東西被人動過或弄丟了。例如，她覺得乳液被人用過，懷疑有人要偷她的錢，並且把錢藏在家裡各個角落，甚至需要家人在家裡隙縫間找錢。

2.思緒混亂和幻覺：

婆婆在半夜會有幻聽和幻覺，認為屋頂上有貓叫聲、救護車和大卡車的噪音，甚至看到很多她想像出來的動物。

3.情緒和行為變化：

婆婆因疑心重重，變得焦慮和害怕。她會在半夜醒來，說出一些讓人感到困惑的話，並且有時會因情緒不好不願張開嘴，而拒絕吃飯或說話，這些都是行為和情緒的顯著變化。

二、失智症的照護建議

1.理解與耐心：

家人對婆婆的理解和耐心是照護的核心，例如：婆婆半夜來不及去廁所而尿在地上時，家人能迅速反應，安撫她的情緒，並妥善處理，再進一步理解到，婆婆原來是個很愛乾淨的人，但因為失智症的影響，她分不清白天夜晚，手腳也不再靈活，才會如此，這需要家人的理解與耐心。

2.營造快樂的情緒：

文章中提到婆婆唱〈桃太郎〉的情節，這種互動不僅增進了婆媳之間的感情，也有助於患者保持心情愉快，減少焦慮和抑鬱。

3.家人的協作與分工：

照護失智症患者需要家人之間的協作與分工。文中最令人感動的是，除了媳婦外，兒子和小姑都可以互相體諒，用同樣的方法和態度照顧失智者。在漫長的照護過程中，其他家庭成員適時地相互幫助和打氣，可以大大減輕個別照護者的壓力。

4.正面積極面對疾病的心態：

雖然失智症給家庭帶來了挑戰，但正面看待這種情況有助於減少壓力。文中淑華與家人們認為，婆婆年紀很大了才罹患失智症，這對於失智症患者和家人們來說其實是一種福報，並以感恩之心來幫助婆婆更好地應對照護挑戰，珍惜與婆婆互動的每一個機會。

5.照護壓力的釋放：

長期照護失智症患者，照護者容易累積壓力，雖然說要有同理心，但太有同理心而過於苛責自己，則可能被責任感淹沒，甚至因此影響到自身健康。故事中淑華提到：「長期睡眠不足，累積了一些壓力，人也常感到不太舒服，甚至引發暈眩。在這種負面情緒積壓下，偶爾會不自覺地、無法控制情緒地大聲講話。」，照護者記得讓自己有機會適時休息，能有助於穩定情緒，以便更好地照顧患者。

國家圖書館出版品預行編目(CIP)資料

即使你已忘了我／福智文化編輯室作. －初版. －臺北市：福智文化股份有限公司，2024.09
面；　公分. －（亮點；11）

ISBN 978-626-98248-4-7（平裝）

1. CST: 老年失智症　2.CST: 健康照護
3. CST: 通俗作品

415.9341　　113012396

即使你已忘了我

亮點 011

作　　者　福智文化編輯室
責任編輯　郭美吟、廖雅雯
文字協力　廖雅雯、江敍慈、嚴云岑、蘇璽、林姵菁
美術設計　賀四英
排　　版　陳瑜安
印　　刷　富喬文化事業有限公司
特別感謝　王培寧、福智文教基金會

出 版 者　福智文化股份有限公司
地　　址　105407臺北市松山區八德路三段212號9樓
電　　話　(02) 2577-0637
客服Email　serve@bwpublish.com
總 經 銷　時報文化出版企業股份有限公司
地　　址　333019桃園市龜山區萬壽路二段351號
電　　話　(02)23066600 轉 2111
出版日期　2024年9月　初版一刷
定　　價　360 元
I S B N　978-626-98248-4-7